Liu, Xiao

Campbell, Julia

Arthrose neu denken – Innovative Methoden für eine nachhaltige Therapie

Ein Leitfaden für die Anwendung zukunftsweisender Behandlungskonzepte

Liu, Xiao
Campbell, Julia
Arthrose neu denken – Innovative Methoden für eine nachhaltige Therapie
Ein Leitfaden für die Anwendung zukunftsweisender Behandlungskonzepte

ISBN: 978-3-69035-857-6

Bestellnummer: 2036
Auch als eBook verfügbar
(978-3-69035-864-4)

Cover-Gestaltung: Kerstin Laube
Herstellung: Michaela Witt

© Bremen University Press, 2025.
Fahrenheitstr. 11
28359 Bremen
bup@bremenuniversitypress.com
www.bremenuniversitypress.com

Die Nutzung des Manuskripts im Ganzen oder in Teilen ohne vorherige schriftliche Zustimmung des Verlags ist nicht zulässig.

Dieses Buch wurde auf umweltfreundlichem Papier aus nachhaltiger Forstwirtschaft gedruckt, um Ressourcen zu schonen und die Umweltbelastung zu minimieren. Durch den Einsatz von Recyclingmaterialien und FSC-zertifiziertem Papier leisten wir einen Beitrag zum Schutz der Wälder und zur Reduzierung des ökologischen Fußabdrucks.

Disclaimer

Dieses Buch dient ausschließlich der wissenschaftlichen Information und allgemeinen Weiterbildung. Es ersetzt keine individuelle medizinische Beratung, Diagnose oder Behandlung durch einen approbierten Arzt oder eine andere qualifizierte medizinische Fachperson. Leserinnen und Leser sollten bei gesundheitlichen Beschwerden oder Fragen zur Anwendung der beschriebenen Behandlungsmethoden stets eine fachkundige medizinische Beratung in Anspruch nehmen. Die im Buch vorgestellten Therapieverfahren befinden sich zum Teil noch in der experimentellen oder klinischen Erprobung und sind nicht in allen Ländern für die medizinische Praxis zugelassen.

Übersicht

VORWORT 19
1. EINLEITUNG 21
2. PATHOPHYSIOLOGIE UND MOLEKULARE GRUNDLAGEN DER ARTHROSE 26
3. KLASSIFIKATION UND DIAGNOSTISCHE VERFAHREN 40
4. KONVENTIONELLE BEHANDLUNGSMETHODEN – EINE KRITISCHE BESTANDSAUFNAHME 53
5. NEUE PHARMAKOLOGISCHE THERAPIEANSÄTZE 65
6. ZELL- UND MOLEKULARBIOLOGISCHE THERAPIEN 86
7. PHYSIKALISCHE UND APPARATIVE VERFAHREN DER ARTHROSETHERAPIE 115
8. ERNÄHRUNGS- UND MIKRONÄHRSTOFFTHERAPIE . 142
9. PSYCHOLOGISCHE UND VERHALTENSORIENTIERTE THERAPIEN 153
10. INTERDISZIPLINÄRE UND MULTIMODALE BEHANDLUNGSKONZEPTE 163
11. PERSONALISIERTE MEDIZIN UND GENETISCHE THERAPIEANSÄTZE 172
12. DIE NOTWENDIGKEIT OPERATIVER EINGRIFFE 191
13. INTERNATIONALE FORSCHUNGSPERSPEKTIVEN UND ZUKÜNFTIGE ENTWICKLUNGEN 196
14. SCHLUSSBEMERKUNG UND FAZIT 203

15	TABELLE 1: VERGLEICH KONVENTIONELLER UND INNOVATIVER ARTHROSEBEHANDLUNGEN	206
16	TABELLE 2: WICHTIGSTE MIKRONÄHRSTOFFE IN DER ARTHROSETHERAPIE	207
17	TABELLE 3: ÜBERBLICK REGENERATIVER THERAPIEN	208
18	TABELLE 4: EINFLUSS PSYCHOSOZIALER FAKTOREN AUF DEN KRANKHEITSVERLAUF	209
19	TABELLE 5: VERGLEICH PHYSIKALISCHER THERAPIEFORMEN	210
20	TABELLE 6: ÜBERBLICK MEDIKAMENTÖSER THERAPIEOPTIONEN BEI ARTHROSE	211
21	TABELLE 7: AKTUELLE KLINISCHE STUDIEN ZU INNOVATIVEN ARTHROSETHERAPIEN (AUSWAHL)	213
22	TABELLE 8: PROGNOSEFAKTOREN FÜR DEN THERAPIEERFOLG BEI ARTHROSE	214
22	TABELLE 9: ZUSAMMENFASSUNG DER HÄUFIGSTEN BIOMARKER IN DER ARTHROSETHERAPIE	215
23	TABELLE 10: PRÄVENTIVE MAßNAHMEN ZUR VERMEIDUNG UND VERZÖGERUNG VON ARTHROSE	216
24	TABELLE 11: THERAPIEEMPFEHLUNGEN NACH KRANKHEITSSTADIUM DER ARTHROSE	217

25	TABELLE 12: ÜBERSICHT INNOVATIVER THERAPIEVERFAHREN, ERFOLGSRATEN UND EVIDENZGRADE	218
26	GESAMTLITERATURVERZEICHNIS	220

Inhaltsverzeichnis

VORWORT 19

1. EINLEITUNG 21

1.1 DEFINITION UND ABGRENZUNG VON ARTHROSE 21

1.2 HISTORISCHE ENTWICKLUNG DER ARTHROSEBEHANDLUNG 22

1.3 EPIDEMIOLOGIE UND SOZIOÖKONOMISCHE BEDEUTUNG 23

1.4 RELEVANZ INNOVATIVER BEHANDLUNGSMETHODEN IM MEDIZINISCHEN KONTEXT 24

2. PATHOPHYSIOLOGIE UND MOLEKULARE GRUNDLAGEN DER ARTHROSE 26

2.1 ANATOMISCHE UND FUNKTIONELLE GRUNDLAGEN DES GELENKKNORPELS 26

  2.1.1 Aufbau und Eigenschaften von hyalinem Knorpel 26

  2.1.2 Funktion der Synovia und Gelenkkapsel 27

2.2 PATHOPHYSIOLOGISCHE VERÄNDERUNGEN BEI ARTHROSE 27

  2.2.1 Degeneration des Knorpelgewebes 27

  2.2.2 Veränderungen des subchondralen Knochens 28

  2.2.3 Bildung von Osteophyten 28

2.3 MOLEKULARE MECHANISMEN DER KNORPELDEGENERATION 29

  2.3.1 Ungleichgewicht zwischen Anabolismus und Katabolismus 29

  2.3.2 Rolle der Matrix-Metalloproteinasen (MMP) 29

  2.3.3 Apoptose von Chondrozyten 30

2.4 ROLLE VON ENTZÜNDUNGSMEDIATOREN UND ZYTOKINEN 31

  2.4.1 Tumornekrosefaktor-α (TNF-α) und Interleukin-1β (IL-1β) 31

  2.4.2 Beteiligung von Interleukin-6 (IL-6) und Interleukin-17 (IL-17) 31

  2.4.3 Bedeutung der chronischen niedriggradigen Entzündung 32

2.5 GENETISCHE UND EPIGENETISCHE EINFLUSSFAKTOREN ... 32
2.5.1 Identifikation genetischer Risikofaktoren ... 32
2.5.2 Rolle von microRNAs und epigenetischer Regulation ... 33
2.6 BEDEUTUNG DER SUBCHONDRALEN KNOCHENSIGNALE ... 34
2.6.1 Vaskularisation und Angiogenese im subchondralen Knochen ... 34
2.6.2 Mechanotransduktion und Knochenumbauprozesse ... 34
2.7 SCHMERZMECHANISMEN BEI ARTHROSE ... 35
2.7.1 Nozizeptive und neuropathische Schmerzkomponenten ... 35
2.7.2 Zentrale Sensibilisierung und Schmerzchronifizierung ... 36
2.7.3 Rolle neuroinflammatorischer Prozesse ... 36
2.8 LITERATURVERZEICHNIS (KAPITEL 1 UND 2) ... 37

3. KLASSIFIKATION UND DIAGNOSTISCHE VERFAHREN ... 40

3.1 KLASSIFIKATION DER ARTHROSE NACH LOKALISATION UND SCHWEREGRAD ... 40
3.1.1 Klassifikation nach Kellgren und Lawrence ... 40
3.1.2 Klinische Relevanz von Früh-, Mittel- und Spätstadium ... 41
3.2 BILDGEBENDE VERFAHREN ... 42
3.2.1 Konventionelles Röntgen: Indikationen und Limitationen ... 42
3.2.2 Magnetresonanztomographie: Knorpeldarstellung und Frühdiagnostik ... 42
3.2.3 Computertomographie: Analyse der subchondralen Strukturen ... 43
3.2.4 Ultraschall: Weichteildiagnostik und Gelenkergussnachweis ... 44
3.3 LABORDIAGNOSTIK UND BIOMARKERFORSCHUNG ... 44
3.3.1 Entzündungsmarker: CRP, Interleukine ... 44

3.3.2	Spezifische Knorpel- und Knochenabbauprodukte (COMP, CTX-II)	45
3.3.3	Zukunftsperspektiven der personalisierten Diagnostik	46
3.4	FUNKTIONELLE DIAGNOSTIK UND KLINISCHE TESTS	46
3.4.1	Ganganalyse und Bewegungsdiagnostik	46
3.4.2	Klinische Funktionstests: WOMAC, Lequesne-Index	47
3.4.3	Gelenkpunktion und Synovialflüssigkeitsanalyse	47
3.5	EINSATZ KÜNSTLICHER INTELLIGENZ IN DER DIAGNOSTIK	48
3.5.1	KI-gestützte Bildauswertung	48
3.5.2	Prädiktive Modelle für Krankheitsprogression	49
3.5.3	Chancen und Limitationen digitaler Diagnostik	49
3.6	LITERATURVERZEICHNIS (KAPITEL 3)	50

4. KONVENTIONELLE BEHANDLUNGSMETHODEN – EINE KRITISCHE BESTANDSAUFNAHME ... 53

4.1	PHARMAKOLOGISCHE THERAPIE	53
4.1.1	Nichtsteroidale Antirheumatika (NSAR): Wirkmechanismen und Risiken	53
4.1.2	Kortikosteroid-Injektionen: Indikationen und Langzeitfolgen	54
4.1.3	Opioide: Einsatz bei chronischen Schmerzen und Abhängigkeitsproblematik	55
4.1.4	Chondroprotektive Substanzen: Glucosamin, Chondroitinsulfat – Evidenzlage	56
4.2	PHYSIKALISCHE UND PHYSIOTHERAPEUTISCHE MAßNAHMEN	56
4.2.1	Klassische Bewegungstherapien	56
4.2.2	Manuelle Therapie und Gelenkmobilisation	57
4.2.3.	Elektrotherapie und Ultraschallanwendungen	57
4.2.4	Wirkung von Aquatherapie und kontrollierter Belastung	58
4.3	CHIRURGISCHE INTERVENTIONEN	59
4.3.1	Gelenkspiegelung (Arthroskopie): Indikation und Evidenz	59

4.3.2	Osteotomie und gelenkerhaltende Operationen	59
4.3.3	Endoprothetik: Materialien, Haltbarkeit und Komplikationen	60
4.4	LIMITIERUNGEN UND NEBENWIRKUNGEN KLASSISCHER THERAPIEN	61
4.4.1	Unzureichende Schmerzkontrolle und Funktionserhaltung	61
4.4.2	Medikamenteninduzierte Nebenwirkungen und Komplikationen	61
4.4.3	Wirtschaftliche Belastungen und Versorgungslücken	62
4.5	LITERATURVERZEICHNIS (KAPITEL 4)	62

5. NEUE PHARMAKOLOGISCHE THERAPIEANSÄTZE 65

5.1	ENTWICKLUNG SELEKTIVER ENTZÜNDUNGSHEMMER	65
5.1.1	COX-2-Hemmer der neuen Generation	65
5.1.2	Inhibition spezifischer Entzündungsmediatoren (z. B. IL-1β-Antagonisten)	67
5.2	MODULATION VON SIGNALWEGEN	69
5.2.1	Einfluss auf den Wnt/β-Catenin-Signalweg	69
5.2.2	Hemmung des TGF-β-Signalwegs zur Reduktion von Fibrose	71
5.2.3	Modulation des NF-κB-Signalwegs zur Entzündungshemmung	72
5.3	EINSATZ VON BIOLOGIKA UND MONOKLONALEN ANTIKÖRPERN	74
5.3.1	IL-6- und IL-17-Inhibitoren	74
5.3.2	Anti-TNF-α-Therapie: Chancen und Grenzen	75
5.4	INNOVATIVE SCHMERZTHERAPIE	76
5.4.1	CGRP-Antagonisten bei arthrosebedingten Schmerzen	76
5.4.2	Neuromodulatoren zur zentralen Schmerzregulation	78
5.5	EPIGENETISCHE THERAPIEANSÄTZE	80
5.5.1	Einsatz von Histon-Deacetylase-Inhibitoren	80
5.5.2	DNA-Methylierungsmodulatoren zur Genexpressionsteuerung	81
5.6	LITERATURVERZEICHNIS (KAPITEL 5)	83

6. ZELL- UND MOLEKULARBIOLOGISCHE THERAPIEN ...86

- 6.1 GRUNDLAGEN DER REGENERATIVEN MEDIZIN BEI ARTHROSE 86
  - 6.1.1 Prinzipien der Gewebe- und Zellregeneration 86
  - 6.1.2 Anforderungen an biokompatible Zelltherapien 88
- 6.2 STAMMZELLTHERAPIE 90
  - 6.2.1 Mesenchymale Stammzellen: Gewinnung, Aufbereitung und klinischer Einsatz 90
  - 6.2.2 Induzierte pluripotente Stammzellen (iPS): Potenziale und Risiken 92
  - 6.2.3 Allogene vs. autologe Stammzelltherapie 93
- 6.3 CHONDROZYTEN-TRANSPLANTATIONEN UND TISSUE ENGINEERING ... 95
  - 6.3.1 Autologe Chondrozytenimplantation (ACI): Techniken der ersten bis dritten Generation 95
  - 6.3.2 Entwicklung bioaktiver Gerüste (Scaffolds) 96
  - 6.3.3 3D-Bioprinting in der Knorpelregeneration 97
- 6.4 EINSATZ VON EXOSOMEN UND MIKROVESIKELN 97
  - 6.4.1 Biologische Funktionen von Exosomen in der Knorpelregeneration 97
  - 6.4.2 Therapeutisches Potenzial und aktuelle Studienlage 99
- 6.5 GEN- UND GENTHERAPIE 101
  - 6.5.1 Grundlagen der Genmodifikation bei Arthrose 101
  - 6.5.2 Einsatz viraler Vektoren zur Genübertragung 103
  - 6.5.3 CRISPR/Cas9-Technologie in der Arthroseforschung 105
- 6.6 RISIKEN UND ETHISCHE IMPLIKATIONEN ZELLULÄRER THERAPIEN 107
  - 6.6.1 Tumorbildungsrisiken bei Stammzelltherapien 107
  - 6.6.2 Immunologische Reaktionen und Abstoßungsprozesse 109
  - 6.6.3 Ethische Fragestellungen der Gentherapie 111
- 6.7 LITERATURVERZEICHNIS (KAPITEL 6) 113

7. PHYSIKALISCHE UND APPARATIVE VERFAHREN DER ARTHROSETHERAPIE ...115

7.1	GRUNDLAGEN DER PHYSIKALISCHEN SCHMERZ- UND FUNKTIONSTHERAPIE	115
7.1.1	Wirkmechanismen physikalischer Anwendungen	115
7.1.2	Einsatzbereiche und Grenzen der physikalischen Therapie bei Arthrose	117
7.2	THERMOTHERAPIE	119
7.2.1	Wärmeanwendungen: Indikationen und Wirkungen	119
7.2.2	Kälteanwendungen (Kryotherapie): Wirkmechanismen und Anwendungsgebiete	120
7.3	ELEKTROTHERAPIE	121
7.3.1	Transkutane elektrische Nervenstimulation (TENS)	121
7.3.2	Mittelfrequenz- und Hochfrequenztherapie	123
7.3.3	Neuromuskuläre Elektrostimulation (NMES)	124
7.4	MAGNETFELDTHERAPIE	126
7.4.1	Grundlagen der pulsierenden Magnetfeldtherapie	126
7.4.2	Klinische Wirksamkeit und wissenschaftliche Bewertung	128
7.5	ULTRASCHALL- UND STOßWELLENTHERAPIE	129
7.5.1	Therapeutischer Ultraschall: Anwendungsformen und Wirkungen	129
7.5.2	Extrakorporale Stoßwellentherapie (ESWT): Indikationen und Evidenz	132
7.6	LASER- UND LICHTTHERAPIE	134
7.6.1	Low-Level-Lasertherapie (LLLT)	134
7.6.2	High-Intensity-Lasertherapie (HILT)	136
7.7	KOMBINATIONSTHERAPIEN UND INTEGRATIVE ANSÄTZE	138
7.7.1	Multimodale physikalische Therapieprogramme	138
7.7.2	Integration in ganzheitliche Therapiepläne	139
7.8	LITERATURVERZEICHNIS (KAPITEL 7)	139
8.	**ERNÄHRUNGS- UND MIKRONÄHRSTOFFTHERAPIE**	**.142**
8.1	EINFLUSS DER ERNÄHRUNG AUF DEN VERLAUF DER ARTHROSE	142
8.1.1	Übergewicht und mechanische Belastung der Gelenke	142

8.1.2	Entzündungsfördernde und -hemmende Nahrungsbestandteile	143
8.2	MIKRONÄHRSTOFFTHERAPIE	144
8.2.1	Vitamin D und Kalzium im Knochenstoffwechsel	144
8.2.2	Bedeutung von Omega-3-Fettsäuren für die Knorpelgesundheit	144
8.2.3	Spurenelemente: Zink, Selen und Mangan	145
8.3	EINSATZ VON ANTIOXIDANTIEN	146
8.3.1	Wirkung von Vitamin C und E auf oxidative Prozesse im Knorpel	146
8.3.2	Coenzym Q10 und seine Rolle im Zellstoffwechsel	147
8.4	PHYTOTHERAPIE	148
8.4.1	Curcumin und seine antiinflammatorischen Effekte	148
8.4.2	Ingwer, Boswellia und weitere Pflanzenextrakte	148
8.5	FUNKTIONELLE ERNÄHRUNG UND DIÄTEN	149
8.5.1	Mediterrane Ernährung als protektives Ernährungskonzept	149
8.5.2	Low-Carb- und ketogene Diäten in der Arthrosetherapie	150
8.6	LITERATURVERZEICHNIS (KAPITEL 8)	151
9.	**PSYCHOLOGISCHE UND VERHALTENSORIENTIERTE THERAPIEN**	**153**
9.1	BEDEUTUNG PSYCHOSOZIALER FAKTOREN BEI ARTHROSE	153
9.1.1	Einfluss von Stress, Depression und Angst auf den Krankheitsverlauf	153
9.1.2	Kognitive Verzerrungen und ihre Auswirkungen auf Schmerzwahrnehmung	154
9.2	PSYCHOTHERAPEUTISCHE ANSÄTZE IN DER ARTHROSETHERAPIE	154
9.2.1	Kognitive Verhaltenstherapie (CBT)	154
9.2.2	Akzeptanz- und Commitment-Therapie (ACT)	155
9.3	ENTSPANNUNGSVERFAHREN UND ACHTSAMKEITSTRAINING	156
9.3.1	Progressive Muskelrelaxation nach Jacobson	156
9.3.2	Achtsamkeit und Meditation: MBSR-Programme	157

*9.3.3 Biofeedback und seine Anwendung bei chronischen
Schmerzen 158*
9.4 EDUKATIVE PROGRAMME UND SELBSTMANAGEMENT 159
9.4.1 Patientenedukation zur Schmerzbewältigung 159
*9.4.2 Entwicklung von Coping-Strategien und
Schmerzkompetenz 159*
9.5 LITERATURVERZEICHNIS (KAPITEL 9) 160

10. INTERDISZIPLINÄRE UND MULTIMODALE BEHANDLUNGSKONZEPTE 163

10.1 NOTWENDIGKEIT EINES INTEGRATIVEN THERAPIEANSATZES 163
10.1.1 Grenzen monotherapeutischer Interventionen 163
10.1.2 Vorteile kombinierter Therapieformen 164
10.2 MODELLE MULTIMODALER SCHMERZTHERAPIE 165
10.2.1 Aufbau und Struktur multimodaler Programme 165
10.2.2 Evidenzlage und Erfolge interdisziplinärer Ansätze 166
*10.3 INTEGRATION INNOVATIVER THERAPIEN IN ETABLIERTE
BEHANDLUNGSKONZEPTE 166*
*10.3.1 Einsatz biologischer und zellulärer Therapien im
Rahmen multimodaler Programme 166*
*10.3.2 Kombination klassischer und innovativer
Therapieansätze 168*
*10.4 HERAUSFORDERUNGEN UND PERSPEKTIVEN INTEGRATIVER
VERSORGUNG 168*
10.4.1 Organisatorische und wirtschaftliche Hürden 168
*10.4.2 Zukunftsaussichten der interdisziplinären
Arthrosebehandlung 169*
10.5 LITERATURVERZEICHNIS (KAPITEL 10) 170

11. PERSONALISIERTE MEDIZIN UND GENETISCHE THERAPIEANSÄTZE 172

11.1 GRUNDLAGEN DER PERSONALISIERTEN ARTHROSETHERAPIE 172
*11.1.1 Bedeutung genetischer Prädispositionen für das
Erkrankungsrisiko 172*

11.1.2	Biomarker zur Therapieanpassung und Prognoseabschätzung	174
11.2	GENETISCHE DIAGNOSTIK UND INDIVIDUELLE RISIKOPROFILE	176
11.2.1	Methoden der Genomanalyse in der Arthroseforschung	176
11.2.2	Entwicklung personalisierter Präventions- und Behandlungsstrategien	179
11.3	GENTHERAPIE UND MOLEKULARE EINGRIFFE	181
11.3.1	Möglichkeiten der gezielten Genmodifikation (CRISPR/Cas9 und andere Verfahren)	181
11.3.2	Einsatz von viralen Vektoren und nicht-viralen Trägersystemen	184
11.4	ETHISCHE IMPLIKATIONEN DER GENETISCHEN THERAPIEANSÄTZE	187
11.4.1	Abwägung zwischen medizinischem Fortschritt und ethischen Bedenken	187
11.4.2	Regulatorische Rahmenbedingungen und gesellschaftliche Akzeptanz	188
11.5	LITERATURVERZEICHNIS (KAPITEL 11)	189
12.	**DIE NOTWENDIGKEIT OPERATIVER EINGRIFFE**	**191**
12.1	DER AKTUELLE STELLENWERT OPERATIVER VERFAHREN IN DER ARTHROSETHERAPIE	191
12.2	DER STAND DER FORSCHUNG: KÖNNEN NEUE THERAPIEN OPERATIVE EINGRIFFE ERSETZEN?	192
12.3	REALISTISCHE PERSPEKTIVEN: WERDEN OPERATIONEN IN ZUKUNFT ÜBERFLÜSSIG SEIN?	193
12.4	FAZIT: ZWISCHEN HOFFNUNG UND REALISTISCHER EINSCHÄTZUNG	195
13.	**INTERNATIONALE FORSCHUNGSPERSPEKTIVEN UND ZUKÜNFTIGE ENTWICKLUNGEN**	**196**
13.1	AKTUELLE GLOBALE FORSCHUNGSINITIATIVEN ZUR ARTHROSEBEHANDLUNG	196
13.2	TECHNOLOGISCHE INNOVATIONEN UND IHRE RELEVANZ FÜR DIE ARTHROSEBEHANDLUNG	197

13.2.1 Künstliche Intelligenz in der Diagnostik und
Therapieplanung 197
13.2.2 Fortschritte in der Biomaterialforschung für
Knorpelersatz 197
13.3 INTERNATIONALE KLINISCHE STUDIEN UND IHRE ERGEBNISSE 198
13.3.1 Vergleich internationaler Studienergebnisse zu
innovativen Therapien 198
13.3.2 Entwicklung internationaler Leitlinien und
Therapieempfehlungen 199
13.4 FAZIT: INTERNATIONALE PERSPEKTIVEN FÜR EINE VERBESSERTE
ARTHROSETHERAPIE 200
13.5 LITERATURVERZEICHNIS (KAPITEL 13) 201

14. SCHLUSSBEMERKUNG UND FAZIT 203

15   TABELLE 1: VERGLEICH KONVENTIONELLER UND INNOVATIVER ARTHROSEBEHANDLUNGEN 206

16   TABELLE 2: WICHTIGSTE MIKRONÄHRSTOFFE IN DER ARTHROSETHERAPIE 207

17   TABELLE 3: ÜBERBLICK REGENERATIVER THERAPIEN 208

18   TABELLE 4: EINFLUSS PSYCHOSOZIALER FAKTOREN AUF DEN KRANKHEITSVERLAUF 209

19   TABELLE 5: VERGLEICH PHYSIKALISCHER THERAPIEFORMEN 210

20   TABELLE 6: ÜBERBLICK MEDIKAMENTÖSER THERAPIEOPTIONEN BEI ARTHROSE 211

21   TABELLE 7: AKTUELLE KLINISCHE STUDIEN ZU INNOVATIVEN ARTHROSETHERAPIEN (AUSWAHL) .. 213

22	TABELLE 8: PROGNOSEFAKTOREN FÜR DEN THERAPIEERFOLG BEI ARTHROSE	214
22	TABELLE 9: ZUSAMMENFASSUNG DER HÄUFIGSTEN BIOMARKER IN DER ARTHROSETHERAPIE	215
23	TABELLE 10: PRÄVENTIVE MAßNAHMEN ZUR VERMEIDUNG UND VERZÖGERUNG VON ARTHROSE	216
24	TABELLE 11: THERAPIEEMPFEHLUNGEN NACH KRANKHEITSSTADIUM DER ARTHROSE	217
25	TABELLE 12: ÜBERSICHT INNOVATIVER THERAPIEVERFAHREN, ERFOLGSRATEN UND EVIDENZGRADE	218
26	GESAMTLITERATURVERZEICHNIS	220

1. ALLGEMEINE GRUNDLAGEN DER ARTHROSE 220
2. KLASSISCHE MEDIKAMENTÖSE THERAPIE 220
3. PHYSIKALISCHE UND APPARATIVE THERAPIE 221
4. ERNÄHRUNGS- UND MIKRONÄHRSTOFFTHERAPIE 221
5. REGENERATIVE UND BIOLOGISCHE THERAPIEANSÄTZE 222
6. PSYCHOLOGISCHE UND VERHALTENSORIENTIERTE THERAPIEN 222
7. INTERDISZIPLINÄRE UND MULTIMODALE THERAPIE 223
8. PERSONALISIERTE MEDIZIN UND GENETISCHE THERAPIE 223

Hinweise:

- Dieses Buch ist modular aufgebaut, sodass jedes Kapitel auch eigenständig gelesen werden kann, ohne dass zwingend auf andere zurückgegriffen werden muss.
- Bearbeitungsstand: April 2025

Der Verlag

Vorwort

Die Behandlung der Arthrose steht heute an einem entscheidenden Wendepunkt. Jahrzehntelang galt diese chronisch-degenerative Gelenkerkrankung als unaufhaltsamer Begleiter des Alterns, für den es bestenfalls eine Linderung der Beschwerden, jedoch keine wirksame Therapie zur Beeinflussung des Krankheitsverlaufs gab. Schmerzmittel, Bewegungstherapie und in fortgeschrittenen Fällen der operative Gelenkersatz dominierten die therapeutischen Strategien.

Doch die rasanten Fortschritte in der medizinischen Forschung, insbesondere in den Bereichen der regenerativen Medizin, Molekularbiologie und personalisierten Therapie, eröffnen heute völlig neue Perspektiven. Innovative Verfahren wie die Stammzelltherapie, der Einsatz von Exosomen, die Modulation genetischer Risikofaktoren und moderne multimodale Behandlungskonzepte ermöglichen nicht nur eine effektive Schmerzlinderung, sondern zielen zunehmend auch auf die Regeneration des geschädigten Knorpelgewebes und die nachhaltige Verbesserung der Gelenkfunktion ab.

Dieses Buch widmet sich der systematischen Darstellung dieser neuen, vielversprechenden Behandlungsmethoden. Es richtet sich an medizinisches Fachpersonal, Forschende sowie interessierte Patientinnen und Patienten, die einen umfassenden Einblick in die aktuellen und zukünftigen Möglichkeiten der Arthrosetherapie gewinnen möchten.

Ziel ist es, fundiertes wissenschaftliches Wissen allgemeinverständlich und zugleich fachlich präzise zu vermitteln, die Chancen und Grenzen der modernen Therapieoptionen realistisch einzuordnen und einen Ausblick auf die Entwicklungen der kommenden Jahre zu geben.

Möge dieses Buch dazu beitragen, den Blick auf die Arthrose als behandelbare Erkrankung zu schärfen und die Hoffnung auf eine bessere Lebensqualität auch für Betroffene mit schwerer Erkrankung zu stärken.

1. Einleitung

1.1 Definition und Abgrenzung von Arthrose

Die Arthrose stellt die weltweit häufigste degenerative Erkrankung der Gelenke dar und ist durch einen fortschreitenden, nicht-entzündlichen Abbau des Gelenkknorpels gekennzeichnet, der zu einer funktionellen Beeinträchtigung und häufig auch zu erheblichen Schmerzen führt. Im weiteren Verlauf der Erkrankung kommt es nicht nur zu einer Zerstörung des Knorpels, sondern auch zu Veränderungen der angrenzenden Gelenkstrukturen, insbesondere des subchondralen Knochens, der Gelenkkapsel sowie der umgebenden Muskulatur und Bänder. Diese Prozesse sind in der Regel irreversibel und haben erhebliche Auswirkungen auf die Lebensqualität der betroffenen Personen.

Die Abgrenzung der Arthrose zu anderen degenerativen Gelenkerkrankungen ist von besonderer Bedeutung, da sowohl die therapeutischen Ansätze als auch die Prognose stark variieren können. Während die Arthrose primär durch biomechanische Überlastung und altersbedingten Verschleiß entsteht, stehen bei anderen Erkrankungen, wie der rheumatoiden Arthritis oder der Psoriasis-Arthropathie, autoimmune und systemische Entzündungsprozesse im Vordergrund. Auch die Unterscheidung zur Osteonekrose, bei der eine gestörte Durchblutung des Knochens zu Gelenkschäden führt, ist für die therapeutische Ausrichtung essenziell.

Die internationale Klassifikation erfolgt nach den Vorgaben der Weltgesundheitsorganisation (WHO) und findet in der aktuellen Version der Internationalen Klassifikation der Krankheiten (ICD-11) ihren formalen Ausdruck. Dort wird die Arthrose unter dem Code FA00-FA19 zusammengefasst und weiter nach betroffenen Gelenken und Schweregraden differenziert.

1.2 Historische Entwicklung der Arthrosebehandlung

Die Behandlung der Arthrose blickt auf eine lange und wechselhafte Geschichte zurück, die eng mit der allgemeinen Entwicklung der Medizin verknüpft ist. Bereits in der Antike beschäftigten sich Gelehrte wie Hippokrates und Galen mit der Linderung von Gelenkbeschwerden. Die damaligen therapeutischen Maßnahmen beschränkten sich vornehmlich auf symptomatische Behandlungen, insbesondere die Anwendung von Kräuterextrakten, Massagen und Wärmebehandlungen.

Im Mittelalter wurden diese Ansätze weiterverfolgt, wobei die medizinischen Kenntnisse stagnierend blieben und durch mystisch-religiöse Vorstellungen überlagert wurden. Erst mit dem Aufkommen der naturwissenschaftlichen Medizin im 19. Jahrhundert begann ein systematisches Verständnis der arthrotischen Veränderungen. Die Entwicklung von Röntgengeräten ermöglichte erstmals eine bildgebende Diagnostik, die den pathologischen Veränderungen im Gelenk auf den Grund ging.

Ein bedeutender Meilenstein war die Einführung von nichtsteroidalen Antirheumatika in der Mitte des 20. Jahrhunderts, die eine wirksame symptomatische Behandlung von

Entzündungsprozessen und Schmerzen erlaubten. Parallel hierzu entwickelten sich chirurgische Verfahren, zunächst in Form gelenkerhaltender Osteotomien und später durch die Einführung von Endoprothesen. In den letzten beiden Jahrzehnten hat sich ein Paradigmenwechsel vollzogen, der zunehmend auf regenerative und molekularbiologische Therapien fokussiert.

Dieser Wandel ist das Ergebnis einer vertieften Kenntnis der komplexen molekularen und zellulären Vorgänge bei der Arthrose, die neue therapeutische Perspektiven eröffnet haben. Insbesondere die Fortschritte in der Stammzellforschung, der regenerativen Medizin und der personalisierten Therapie bieten vielversprechende Ansätze, die über die reine Symptombehandlung hinausgehen und das Fortschreiten der Erkrankung tatsächlich verlangsamen oder sogar teilweise umkehren könnten.

1.3 Epidemiologie und sozioökonomische Bedeutung

Die Arthrose ist eine der bedeutendsten Volkskrankheiten weltweit. Nach aktuellen epidemiologischen Erhebungen sind weltweit über 500 Millionen Menschen von dieser Erkrankung betroffen. Besonders hoch ist die Prävalenz in den industrialisierten Ländern, was in engem Zusammenhang mit dem demographischen Wandel und dem Anstieg von Risikofaktoren wie Adipositas und Bewegungsmangel steht.

Die Alters- und Geschlechtsverteilung zeigt, dass Frauen im postmenopausalen Alter besonders häufig betroffen sind, was mit hormonellen Veränderungen und einem verringerten

Schutz durch Östrogene erklärt wird. Während bei Männern vor allem die Hüft- und Wirbelsäulengelenke betroffen sind, weisen Frauen eine höhere Prävalenz von Knie- und Handgelenksarthrose auf.

Die sozioökonomische Belastung durch die Arthrose ist erheblich. Direkte Kosten entstehen durch medizinische Behandlungen, Krankenhausaufenthalte und chirurgische Eingriffe. Hinzu kommen die indirekten Kosten durch Arbeitsunfähigkeit, Frühverrentung und den Verlust an Produktivität. Studien schätzen, dass die jährlichen Kosten in den europäischen Gesundheitssystemen im zweistelligen Milliardenbereich liegen.

Neben den ökonomischen Folgen hat die Erkrankung erhebliche Auswirkungen auf die Lebensqualität der Betroffenen. Chronische Schmerzen, eingeschränkte Mobilität und der damit einhergehende Verlust sozialer Teilhabe führen häufig zu psychischen Begleiterkrankungen wie Depressionen und Angststörungen. Die Arthrose ist somit nicht nur eine körperliche Erkrankung, sondern auch ein sozialmedizinisches Problem, das einen interdisziplinären Ansatz in der Behandlung erfordert.

1.4 Relevanz innovativer Behandlungsmethoden im medizinischen Kontext

Angesichts der begrenzten Wirksamkeit und der zum Teil erheblichen Nebenwirkungen klassischer Therapieverfahren wird der Ruf nach innovativen, ursächlich wirksamen und langfristig verträglichen Behandlungsmethoden immer lauter.

Die konventionellen Therapien, die sich weitgehend auf die Linderung von Schmerzen und die Verbesserung der Mobilität beschränken, bieten keine nachhaltige Lösung für das Fortschreiten der Erkrankung.

Die demographische Entwicklung mit einer kontinuierlichen Zunahme älterer Bevölkerungsgruppen führt zudem zu einer wachsenden Zahl von Patienten, die multimorbid sind und für invasive chirurgische Eingriffe oft nicht mehr infrage kommen.

Innovative Therapieverfahren, die an den molekularen Ursachen der Erkrankung ansetzen, eröffnen völlig neue Perspektiven. Dazu gehören vor allem regenerative Verfahren wie die Stammzell- und Gentherapie, der gezielte Einsatz von Biologika und monoklonalen Antikörpern sowie die Anwendung moderner biotechnologischer Implantate. Auch nicht-invasive Methoden wie die Nutzung digitaler Gesundheitsanwendungen, personalisierte Bewegungsprogramme und neuartige Schmerztherapien tragen zur Verbesserung der Behandlungsergebnisse bei.

Vor dem Hintergrund dieser Entwicklungen wird die interdisziplinäre Zusammenarbeit zwischen Orthopädie, Rheumatologie, Molekularbiologie, Pharmakologie, Rehabilitationsmedizin und Gesundheitsökonomie immer wichtiger. Nur durch ein umfassendes Verständnis der zugrunde liegenden biologischen Prozesse und der Berücksichtigung individueller Patientenbedürfnisse kann eine nachhaltige und effektive Therapie der Arthrose realisiert werden.

2. Pathophysiologie und molekulare Grundlagen der Arthrose

2.1 Anatomische und funktionelle Grundlagen des Gelenkknorpels

2.1.1 Aufbau und Eigenschaften von hyalinem Knorpel

Hyaliner Knorpel ist die häufigste Form des Knorpelgewebes im menschlichen Körper und bedeckt die Gelenkflächen aller diarthrodialen (beweglichen) Gelenke. Er zeichnet sich durch eine glatte, glasartige Struktur aus, die eine reibungsarme Bewegung der Gelenkflächen ermöglicht.

Die extrazelluläre Matrix, die über 95 Prozent des Knorpelvolumens ausmacht, besteht hauptsächlich aus Kollagen Typ II, Proteoglykanen wie Aggrecan und einer hohen Konzentration an Wasser. Diese Matrix ist in vier funktionell unterschiedliche Schichten unterteilt: die oberflächliche Zone, die Übergangszone, die tiefere Zone und die kalzifizierte Zone. Jede dieser Schichten weist eine spezifische Anordnung der Kollagenfasern und eine unterschiedliche Konzentration an Chondrozyten auf.

Die besonderen biomechanischen Eigenschaften des hyalinen Knorpels, wie seine Druckelastizität und hohe Belastbarkeit, resultieren aus dem komplexen Zusammenspiel der Kollagenfibrillen und der hochviskösen proteoglykanreichen Matrix.

2.1.2 Funktion der Synovia und Gelenkkapsel

Die Synovialmembran, auch Synovia genannt, kleidet die Gelenkhöhle aus und produziert die Synovialflüssigkeit. Diese Flüssigkeit ist nicht nur für die Schmierung der Gelenkflächen verantwortlich, sondern stellt auch die einzige Nährstoffquelle für die avaskulären Chondrozyten dar.

Die Gelenkkapsel umschließt das Gelenk und sorgt für die Stabilisierung der Gelenkstruktur. Sie besteht aus einem straffen äußeren Faserapparat und einer inneren Synovialmembran. Die Integrität der Gelenkkapsel ist entscheidend, um den intraartikulären Druck aufrechtzuerhalten und die Diffusion von Nährstoffen in den Knorpel sicherzustellen.

2.2 Pathophysiologische Veränderungen bei Arthrose

2.2.1 Degeneration des Knorpelgewebes

Der pathologische Prozess beginnt in der Regel mit einem Ungleichgewicht zwischen katabolen und anabolen Stoffwechselvorgängen im Knorpel. Die Fähigkeit der Chondrozyten, neue Matrixkomponenten zu synthetisieren, nimmt ab, während der Abbau durch Matrix-Metalloproteinasen und andere proteolytische Enzyme zunimmt.

Mikroskopisch sind die ersten Anzeichen der Degeneration feine Risse und eine raue Oberfläche des Knorpels. Im weiteren Verlauf entstehen tiefere Fissuren, die bis zur kalzifizierten Knorpelzone und schließlich zum subchondralen Knochen reichen können.

2.2.2 Veränderungen des subchondralen Knochens

Mit dem Verlust des Knorpels wird der subchondrale Knochen direkt den mechanischen Belastungen ausgesetzt. Dies führt zu einer reaktiven Verdichtung des Knochens, der sogenannten subchondralen Sklerose.

Darüber hinaus entstehen subchondrale Zysten, die durch die Ansammlung von Gelenkflüssigkeit in geschwächten Knochenbereichen gebildet werden. Diese Zysten tragen zur Instabilität und weiteren Zerstörung der Gelenkarchitektur bei.

2.2.3 Bildung von Osteophyten

Ein weiteres charakteristisches Merkmal der Arthrose ist die Bildung von Osteophyten, knöchernen Auswüchsen an den Gelenkrändern. Diese entstehen als biomechanische Kompensationsreaktion des Körpers, um die Gelenkfläche zu vergrößern und die Last besser zu verteilen.

Obwohl Osteophyten die Stabilität des Gelenks kurzfristig erhöhen können, tragen sie langfristig zur Einschränkung der Gelenkbeweglichkeit bei und sind häufig mit einer schmerzhaften Reizung umliegender Weichteile verbunden.

2.3 Molekulare Mechanismen der Knorpeldegeneration

2.3.1 Ungleichgewicht zwischen Anabolismus und Katabolismus

Im gesunden Knorpel herrscht ein dynamisches Gleichgewicht zwischen anabolen (aufbauenden) und katabolen (abbauenden) Prozessen. Bei Arthrose ist dieses Gleichgewicht erheblich gestört. Die anabolen Prozesse, gesteuert durch Wachstumsfaktoren wie Insulin-like Growth Factor 1 (IGF-1) und Transforming Growth Factor-beta (TGF-β), sind vermindert oder deren Signalwege sind dysreguliert.

Gleichzeitig dominieren katabole Mechanismen, die den Abbau der extrazellulären Matrix vorantreiben. Diese katabolen Prozesse werden vor allem durch proinflammatorische Zytokine wie Interleukin-1β (IL-1β) und Tumornekrosefaktor-α (TNF-α) gefördert, die eine Überexpression von Matrix-Metalloproteinasen (MMPs) und ADAMTS (A Disintegrin And Metalloproteinase with Thrombospondin Motifs) auslösen.

2.3.2 Rolle der Matrix-Metalloproteinasen (MMP)

Die Matrix-Metalloproteinasen sind eine Familie von Enzymen, die für den Abbau der extrazellulären Matrix verantwortlich sind. Besonders MMP-1, MMP-3 und MMP-13 spielen eine zentrale Rolle in der Arthrosepathogenese.

MMP-13, auch als Kollagenase 3 bezeichnet, ist das wichtigste Enzym beim Abbau von Kollagen Typ II, dem Hauptbestandteil des Knorpels.

Die Aktivität der MMPs wird unter physiologischen Bedingungen durch Tissue Inhibitors of Metalloproteinases (TIMPs) kontrolliert. Bei Arthrose ist dieses Gleichgewicht gestört, sodass die katabole Aktivität überwiegt und die Knorpelmatrix zunehmend zerstört wird.

2.3.3 Apoptose von Chondrozyten

Die programmierte Zelltodrate der Chondrozyten ist bei Arthrose signifikant erhöht. Die Apoptose wird durch eine Vielzahl von Faktoren ausgelöst, darunter oxidative Stressoren, proinflammatorische Zytokine und mechanische Überlastung.

Der Verlust von Chondrozyten ist besonders kritisch, da diese die einzige Zellart im Knorpel sind, die für den Erhalt und die Regeneration der Matrix verantwortlich ist. Mit zunehmender Apoptose der Chondrozyten verschlechtert sich die Matrixhomöostase irreversibel, wodurch der degenerative Prozess weiter beschleunigt wird.

2.4 Rolle von Entzündungsmediatoren und Zytokinen

2.4.1 Tumornekrosefaktor-α (TNF-α) und Interleukin-1β (IL-1β)

Diese beiden Zytokine sind die Hauptakteure in der Entzündungskaskade der Arthrose. TNF-α und IL-1β fördern die Produktion von MMPs und unterdrücken gleichzeitig die Synthese wichtiger Matrixkomponenten wie Kollagen Typ II und Aggrecan.

Beide Zytokine aktivieren darüber hinaus den NF-κB-Signalweg, der eine Schlüsselrolle bei der Entzündungsregulation spielt. Über diesen Signalweg werden zahlreiche proinflammatorische Gene aktiviert, die den Entzündungs- und Abbauprozess weiter verstärken.

2.4.2 Beteiligung von Interleukin-6 (IL-6) und Interleukin-17 (IL-17)

IL-6 spielt eine entscheidende Rolle bei der Vermittlung systemischer Entzündungsprozesse und trägt zur Differenzierung von T-Helferzellen des Typs Th1 / bei, die wiederum die Produktion von IL-17 induzieren.

IL-17 ist ein stark proinflammatorisches Zytokin, das in der Arthrose vermehrt im Gelenkgewebe nachgewiesen wurde. Es fördert die Bildung von MMPs, verstärkt die lokale

Entzündungsreaktion und trägt zur Degradation des Knorpels bei.

2.4.3 Bedeutung der chronischen niedriggradigen Entzündung

Die sogenannte „low-grade inflammation" beschreibt eine persistierende, subklinische Entzündungsaktivität, die nicht die Intensität einer akuten Entzündung erreicht, aber dennoch kontinuierlich zur Schädigung des Gewebes beiträgt.

Diese Form der Entzündung ist charakteristisch für die Arthrose und wird durch die kontinuierliche Aktivierung von Synovialzellen, Makrophagen und Chondrozyten unterhalten. Die andauernde Freisetzung von Entzündungsmediatoren führt zu einem sich selbst verstärkenden degenerativen Prozess, der sowohl die Knorpel- als auch die Knochensubstanz betrifft.

2.5 Genetische und epigenetische Einflussfaktoren

2.5.1 Identifikation genetischer Risikofaktoren

Die genetische Disposition spielt bei der Entstehung der Arthrose eine wesentliche Rolle. Zahlreiche genomweite Assoziationsstudien (Genome-Wide Association Studies, GWAS) haben spezifische Genvarianten identifiziert, die mit einem erhöhten Arthroserisiko assoziiert sind.

Zu den bedeutendsten genetischen Risikofaktoren gehören Polymorphismen im COL2A1-Gen, das für Kollagen Typ II kodiert, einem Hauptbestandteil der Knorpelmatrix. Veränderungen in diesem Gen beeinträchtigen die Stabilität und Belastbarkeit des Knorpels.

Weitere relevante Gene sind ACAN, das die Synthese von Aggrecan reguliert, und MMP13, das für die Expression der matrixabbauenden Enzyme verantwortlich ist. Zusätzlich spielen Gene, die die Entzündungsantwort modulieren, wie IL1B und TNFA, eine entscheidende Rolle bei der Prädisposition zur Arthrose.

2.5.2 Rolle von microRNAs und epigenetischer Regulation

Epigenetische Mechanismen regulieren die Genexpression ohne Veränderungen der DNA-Sequenz. Zu den wichtigsten epigenetischen Modifikationen gehören DNA-Methylierung, Histonmodifikationen und die Aktivität nicht-kodierender RNAs, insbesondere microRNAs.

MicroRNAs sind kurze RNA-Moleküle, die die Translation bestimmter Gene unterdrücken. In der Arthroseforschung sind insbesondere microRNA-140 und microRNA-146 von Interesse. Während microRNA-140 eine protektive Wirkung auf die Knorpelhomöostase hat, ist microRNA-146 mit der Regulation von Entzündungsprozessen und der Hemmung kataboler Enzyme assoziiert.

Veränderungen im Methylierungsmuster der DNA führen zudem zu einer Dysregulation wichtiger Gene, die für die

Synthese von Knorpelbestandteilen und die Steuerung von Entzündungsreaktionen verantwortlich sind. Diese epigenetischen Veränderungen sind potenziell reversibel, was sie zu einem vielversprechenden therapeutischen Angriffspunkt macht.

2.6 Bedeutung der subchondralen Knochensignale

2.6.1 Vaskularisation und Angiogenese im subchondralen Knochen

Der subchondrale Knochen erfährt im Verlauf der Arthrose tiefgreifende strukturelle und funktionelle Veränderungen. Eine zentrale Rolle spielt dabei die Angiogenese, also die Bildung neuer Blutgefäße.

Diese neovaskularisierten Areale dringen häufig in das degenerierende Knorpelgewebe vor und tragen nicht nur zur verstärkten Entzündung, sondern auch zur pathologischen Schmerzempfindlichkeit bei. Parallel zur Angiogenese kommt es zur Neoinnervation, also zur Bildung neuer Nervenfasern, die den Schmerzmechanismus zusätzlich verstärken.

2.6.2 Mechanotransduktion und Knochenumbauprozesse

Die Mechanotransduktion beschreibt den Prozess, bei dem mechanische Belastungen in biochemische Signale umgewandelt werden, die die Aktivität von Osteoblasten und Osteoklasten regulieren.

Bei Arthrose ist diese fein austarierte Regulation gestört. Chronische Fehlbelastungen führen zu einer vermehrten Aktivität der Osteoklasten, die den Knochenabbau fördern, während gleichzeitig die osteoblastäre Knochenneubildung unkoordiniert und qualitativ minderwertig abläuft.

Das Ergebnis ist eine subchondrale Sklerose mit veränderter Knochenarchitektur, die den Gelenkknorpel weiter schädigt, da die natürliche Stoßdämpferfunktion des Knochens verloren geht. Diese Veränderungen führen zu einer abnormen Lastverteilung, die den Knorpelabbau zusätzlich beschleunigt.

2.7 Schmerzmechanismen bei Arthrose

2.7.1 Nozizeptive und neuropathische Schmerzkomponenten

Der Schmerz bei Arthrose entsteht sowohl durch nozizeptive als auch durch neuropathische Mechanismen. Die nozizeptiven Schmerzen resultieren aus der direkten Reizung von Schmerzrezeptoren durch mechanische Belastung und entzündliche Mediatoren in der Synovia und Gelenkkapsel.

Neuropathische Schmerzen entstehen, wenn durch den fortschreitenden Gewebeabbau und die Angiogenese neue Nervenfasern in Regionen einwachsen, die zuvor schmerzunempfindlich waren, wie etwa der degenerierte Knorpel und der subchondrale Knochen.

2.7.2 Zentrale Sensibilisierung und Schmerzchronifizierung

Bei chronischem Schmerz kommt es zu einer neuroplastischen Veränderung im zentralen Nervensystem, der sogenannten zentralen Sensibilisierung.

Dieser Zustand ist durch eine anhaltend gesteigerte Erregbarkeit von Nervenzellen im Rückenmark und im Gehirn gekennzeichnet, die zu einer erhöhten Schmerzempfindlichkeit (Hyperalgesie) und einer Schmerzwahrnehmung bei nicht schmerzhaften Reizen (Allodynie) führt.

Die zentrale Sensibilisierung spielt eine entscheidende Rolle bei der Chronifizierung von Schmerzen und macht die Behandlung der Arthrose besonders komplex, da die Schmerzsymptomatik auch dann bestehen bleiben kann, wenn die strukturellen Schäden bereits therapiert wurden.

2.7.3 Rolle neuroinflammatorischer Prozesse

Neuroinflammatorische Prozesse sind Entzündungen des Nervensystems, die durch die Aktivierung von Mikrogliazellen und Astrozyten im Rückenmark und Gehirn ausgelöst werden.

Diese Zellen schütten proinflammatorische Zytokine aus, die die Erregbarkeit der Nervenzellen weiter steigern und die Schmerzempfindlichkeit erhöhen.

Diese Mechanismen erklären, warum Schmerzmittel, die lediglich peripher wirken, bei chronischer Arthrose oft nur unzureichend Linderung verschaffen. Eine effektive

Schmerztherapie muss daher auch zentrale Wirkmechanismen adressieren und multimodal ausgerichtet sein.

2.8 Literaturverzeichnis (Kapitel 1 und 2)

Altman, R. D., & Gold, G. E. (2007). Atlas of Individual Radiographic Features in Osteoarthritis, Revised. *Osteoarthritis and Cartilage*, 15, A1–A56. https://doi.org/10.1016/j.joca.2006.11.009

Bijlsma, J. W., Berenbaum, F., & Lafeber, F. P. (2011). Osteoarthritis: An update with relevance for clinical practice. *The Lancet*, 377(9783), 2115–2126. https://doi.org/10.1016/S0140-6736(11)60243-2

Blagojevic, M., Jinks, C., Jeffery, A., & Jordan, K. P. (2010). Risk factors for onset of osteoarthritis of the knee in older adults: A systematic review and meta-analysis. *Osteoarthritis and Cartilage*, 18(1), 24–33. https://doi.org/10.1016/j.joca.2009.08.010

Berenbaum, F. (2013). Osteoarthritis as an inflammatory disease (osteoarthritis is not osteoarthrosis!). *Osteoarthritis and Cartilage*, 21(1), 16–21. https://doi.org/10.1016/j.joca.2012.11.012

Buckwalter, J. A., & Mankin, H. J. (1998). Articular cartilage: Tissue design and chondrocyte-matrix interactions. *Instructional Course Lectures*, 47, 477–486.

Dieppe, P. A., & Lohmander, L. S. (2005). Pathogenesis and management of pain in osteoarthritis. *The Lancet*, 365(9463), 965–973. https://doi.org/10.1016/S0140-6736(05)71086-2

Felson, D. T., & Neogi, T. (2018). Osteoarthritis: Is it a disease of cartilage or of bone? *Arthritis & Rheumatology*, 70(4), 626–631. https://doi.org/10.1002/art.40423

Glyn-Jones, S., Palmer, A. J., Agricola, R., Price, A. J., Vincent, T. L., Weinans, H., & Carr, A. J. (2015). Osteoarthritis. *The Lancet*, 386(9991), 376–387. https://doi.org/10.1016/S0140-6736(14)60802-3

Goldring, M. B., & Goldring, S. R. (2007). Osteoarthritis. *Journal of Cellular Physiology*, 213(3), 626–634. https://doi.org/10.1002/jcp.21258

Hunter, D. J., & Bierma-Zeinstra, S. (2019). Osteoarthritis. *The Lancet*, 393(10182), 1745–1759. https://doi.org/10.1016/S0140-6736(19)30417-9

Loeser, R. F., Goldring, S. R., Scanzello, C. R., & Goldring, M. B. (2012). Osteoarthritis: A disease of the joint as an organ. *Arthritis & Rheumatism*, 64(6), 1697–1707. https://doi.org/10.1002/art.34453

Lotz, M., Loeser, R. F. (2012). Effects of aging on articular cartilage homeostasis. *Bone*, 51(2), 241–248. https://doi.org/10.1016/j.bone.2012.03.023

Neogi, T. (2013). The epidemiology and impact of pain in osteoarthritis. *Osteoarthritis and Cartilage*, 21(9), 1145–1153. https://doi.org/10.1016/j.joca.2013.03.018

Sandell, L. J., & Aigner, T. (2001). Articular cartilage and changes in arthritis: Cell biology of osteoarthritis. *Arthritis Research*, 3(2), 107–113. https://doi.org/10.1186/ar148

Sharma, L. (2021). Osteoarthritis of the knee. *The New England Journal of Medicine*, 384(1), 51–59. https://doi.org/10.1056/NEJMcp1903768

Vincent, T. L. (2019). Mechanoadaptation and mechanosignaling in osteoarthritis. *Current Opinion in Rheumatology*, 31(1), 80–85. https://doi.org/10.1097/BOR.0000000000000567

Zhu, S., Zhu, J., Zhen, G., Hu, Y., An, S., Li, Y., & Qin, L. (2019). Subchondral bone remodeling in osteoarthritis: New therapeutic targets for halting disease progression. *Bone Research*, 7(1), 1–15. https://doi.org/10.1038/s41413-019-0050-x

3. Klassifikation und diagnostische Verfahren

3.1 Klassifikation der Arthrose nach Lokalisation und Schweregrad

3.1.1 Klassifikation nach Kellgren und Lawrence

Die Klassifikation nach Kellgren und Lawrence ist das weltweit am häufigsten eingesetzte radiologische System zur Einteilung des Schweregrades der Arthrose. Sie wurde 1957 entwickelt und basiert auf dem Ausmaß der sichtbaren degenerativen Veränderungen in Röntgenbildern der betroffenen Gelenke.

Das System umfasst fünf Grade:

- Grad 0: Keine röntgenologischen Anzeichen von Arthrose.
- Grad 1: Zweifelhaft geringfügige Gelenkspaltverschmälerung und mögliche Osteophytenbildung.
- Grad 2: Deutliche Osteophyten und mögliche beginnende Gelenkspaltverschmälerung.
- Grad 3: Mäßige Gelenkspaltverschmälerung, multiple Osteophyten, mögliche Sklerosierung des subchondralen Knochens.
- Grad 4: Schwere Gelenkzerstörung mit ausgeprägter Gelenkspaltverschmälerung, großen Osteophyten und Sklerose, Deformierung der Gelenkflächen.

Diese Klassifikation ist vor allem für epidemiologische Studien von Bedeutung, da sie standardisierte Vergleichsmöglichkeiten bietet. Allerdings berücksichtigt sie weder die klinische Symptomatik noch die funktionellen Einschränkungen des Patienten.

3.1.2 Klinische Relevanz von Früh-, Mittel- und Spätstadium

Die Einteilung in Früh-, Mittel- und Spätstadium hat sich in der klinischen Praxis etabliert, da sie eine differenzierte Auswahl der Therapiemaßnahmen ermöglicht.

- Im Frühstadium zeigen sich oft nur geringe strukturelle Veränderungen im Knorpel, die klinisch nicht immer mit Schmerzen einhergehen. Zu diesem Zeitpunkt bestehen die besten Chancen, den Krankheitsverlauf durch konservative Maßnahmen und regenerative Therapieansätze positiv zu beeinflussen.

- Im Mittelstadium sind die degenerativen Veränderungen bereits ausgeprägter. Die Knorpelschicht ist deutlich reduziert, erste Osteophyten und subchondrale Sklerosen sind nachweisbar. Die Patienten berichten zunehmend über belastungsabhängige Schmerzen und Bewegungseinschränkungen.

- Im Spätstadium ist die Gelenkstruktur massiv geschädigt. Der Gelenkspalt ist stark verschmälert oder nicht mehr erkennbar, die Osteophytenbildung ist ausgeprägt und die Knochendeformationen sind fortgeschritten. In dieser Phase dominieren

Dauerschmerzen, Ruheschmerzen und eine erhebliche Einschränkung der Mobilität. Häufig bleibt nur noch die Indikation zur chirurgischen Intervention.

3.2 Bildgebende Verfahren

3.2.1 Konventionelles Röntgen: Indikationen und Limitationen

Das konventionelle Röntgen ist nach wie vor die Standarduntersuchung zur initialen Diagnostik der Arthrose. Es ermöglicht die Beurteilung von Gelenkspaltverschmälerung, Osteophytenbildung, subchondraler Sklerose und subchondralen Zysten.

Seine Vorteile liegen in der breiten Verfügbarkeit, den geringen Kosten und der standardisierten Auswertbarkeit. Die Limitationen bestehen darin, dass frühe Knorpelschäden und Weichteilveränderungen nicht erfasst werden können. Insbesondere im Frühstadium der Arthrose sind Röntgenbilder oft noch unauffällig, obwohl bereits strukturelle Knorpelschäden bestehen.

3.2.2 Magnetresonanztomographie: Knorpeldarstellung und Frühdiagnostik

Die Magnetresonanztomographie (MRT) stellt den Goldstandard in der Frühdiagnostik der Arthrose dar, da sie sowohl die Gelenkstrukturen als auch die Weichteile detailliert abbilden kann.

Moderne MRT-Techniken wie die T2-Mapping- und dGEM-RIC-Technologie ermöglichen eine quantitative Beurteilung der Knorpelqualität und der biochemischen Zusammensetzung. So kann der Verlust an Proteoglykanen im Knorpel frühzeitig nachgewiesen werden, bevor morphologische Veränderungen sichtbar werden.

Die MRT eignet sich besonders zur Beurteilung der Synovitis, von subchondralen Knochenödemen und der Integrität der Gelenkkapsel. Diese Befunde sind prognostisch bedeutsam, da sie Hinweise auf das Fortschreiten der Erkrankung geben.

3.2.3 Computertomographie: Analyse der subchondralen Strukturen

Die Computertomographie (CT) wird vor allem zur detaillierten Beurteilung des subchondralen Knochens eingesetzt, insbesondere bei komplexen Gelenkdeformitäten oder präoperativer Planung.

Mit Hilfe der hochauflösenden CT kann die dreidimensionale Gelenkarchitektur exakt dargestellt werden. CT-Arthrographie, bei der ein Kontrastmittel direkt in das Gelenk injiziert wird, ermöglicht zudem die präzise Darstellung von Knorpelschäden und Meniskusverletzungen, insbesondere im Kniegelenk.

3.2.4 Ultraschall: Weichteildiagnostik und Gelenkergussnachweis

Der Ultraschall ist ein wertvolles diagnostisches Instrument zur Beurteilung von Weichteilveränderungen, Ergüssen und Synovialentzündungen.

Mit modernen Hochfrequenzsonden lassen sich Gelenkergüsse, Baker-Zysten, Synovialverdickungen und Osteophyten zuverlässig nachweisen. Die Power-Doppler-Technik erlaubt zusätzlich eine Darstellung der Synovialvaskularisation und damit die Einschätzung der entzündlichen Aktivität.

Ein wesentlicher Vorteil des Ultraschalls ist die Möglichkeit der dynamischen Untersuchung unter funktionellen Bewegungen sowie der Einsatz als Führung für intraartikuläre Injektionen.

3.3 Labordiagnostik und Biomarkerforschung

3.3.1 Entzündungsmarker: CRP, Interleukine

Obwohl Arthrose primär als degenerative Erkrankung gilt, sind systemische und lokale Entzündungsprozesse wesentliche Einflussfaktoren im Krankheitsverlauf. In der Labordiagnostik spielt die Bestimmung des C-reaktiven Proteins (CRP) eine wichtige Rolle, insbesondere zur Abgrenzung gegenüber entzündlich-rheumatischen Erkrankungen.

Erhöhte CRP-Werte weisen auf aktive Entzündungsprozesse hin, jedoch ist das CRP bei Arthrose meist nur geringfügig erhöht oder im Normbereich, selbst bei floriden Synovialentzündungen.

Darüber hinaus gewinnen die Bestimmung spezifischer Zytokine wie Interleukin-1β (IL-1β), Interleukin-6 (IL-6) und Tumornekrosefaktor-α (TNF-α) zunehmend an Bedeutung. Diese Marker sind häufig lokal im Synovialgewebe und der Synovialflüssigkeit erhöht, was Rückschlüsse auf die entzündliche Aktivität des Gelenks ermöglicht.

3.3.2 Spezifische Knorpel- und Knochenabbauprodukte (COMP, CTX-II)

Ein zentrales Ziel der modernen Arthroseforschung ist die Etablierung von Biomarkern, die eine frühzeitige Diagnose, die Einschätzung des Krankheitsverlaufs und die Evaluation von Therapieeffekten ermöglichen.

Das Cartilage Oligomeric Matrix Protein (COMP) ist ein wichtiger Marker für den Knorpelabbau. Erhöhte COMP-Spiegel im Blut korrelieren mit dem Ausmaß der Knorpeldegeneration und der Progression der Erkrankung.

Ein weiterer bedeutender Biomarker ist der C-telopeptid des Typ II Kollagens (CTX-II), der den Abbau von Kollagen Typ II im Knorpel anzeigt. Hohe CTX-II-Werte im Urin oder Serum deuten auf einen aktiven degenerativen Prozess hin.

Diese Biomarker befinden sich zwar noch in der wissenschaftlichen Validierung, könnten aber in naher Zukunft wichtige Instrumente der personalisierten Arthrosebehandlung werden.

3.3.3 Zukunftsperspektiven der personalisierten Diagnostik

Die zukünftige Diagnostik wird verstärkt auf individualisierte Biomarker-Profile setzen, um präzise Aussagen zur Prognose und zum individuellen Therapieansprechen zu ermöglichen.

Hierbei kommen neben Proteinen auch genetische und epigenetische Marker, wie microRNAs, sowie Metabolitenprofile zum Einsatz. Die Verknüpfung dieser Daten im Sinne einer Multi-Omics-Analyse (Genomics, Proteomics, Metabolomics) wird eine individualisierte Therapieplanung ermöglichen, die den Krankheitsverlauf gezielt beeinflussen kann.

3.4 Funktionelle Diagnostik und klinische Tests

3.4.1 Ganganalyse und Bewegungsdiagnostik

Die funktionelle Diagnostik hat im Rahmen der Arthrosebeurteilung einen hohen Stellenwert, da sie objektive Daten über die biomechanische Belastung und Bewegungsmuster liefert.

Die instrumentelle Ganganalyse nutzt Druckmessplatten, 3D-Bewegungsanalysesysteme und Sensorik, um Gangparameter wie Schrittlänge, Standphasen, Asymmetrien und Gelenkbelastungen exakt zu erfassen.

Besonders bei der Beurteilung des postoperativen Funktionsgewinns oder zur Erkennung von kompensatorischen Fehlbelastungen hat die Ganganalyse eine hohe klinische Relevanz.

3.4.2 Klinische Funktionstests: WOMAC, Lequesne-Index

Die standardisierte Erfassung von Symptomen, Funktionseinschränkungen und Lebensqualität erfolgt mittels validierter klinischer Scores.

Der Western Ontario and McMaster Universities Osteoarthritis Index (WOMAC) ist der international am häufigsten verwendete Fragebogen zur Erfassung von Schmerz, Gelenksteifigkeit und physischer Funktion.

Der Lequesne-Index ist ein weiterer etablierter Score, der speziell für die Erfassung der Funktionseinschränkungen bei Hüft- und Kniearthrose eingesetzt wird. Diese Tests sind einfach anwendbar, reproduzierbar und werden sowohl in der klinischen Routine als auch in wissenschaftlichen Studien verwendet.

3.4.3 Gelenkpunktion und Synovialflüssigkeitsanalyse

Die Punktion eines betroffenen Gelenks kann sowohl diagnostische als auch therapeutische Ziele verfolgen.

Die Analyse der Synovialflüssigkeit liefert wertvolle Hinweise auf den Entzündungsgrad und den Krankheitsmechanismus. Folgende Parameter werden dabei untersucht:

- Zellzahl und Differenzierung (zur Abgrenzung von infektiösen und entzündlichen Prozessen)
- Viskosität der Synovialflüssigkeit

- Kristallnachweis (zur Differenzialdiagnose von Gicht oder Pseudogicht)
- Biochemische Analyse von Entzündungs- und Abbauprodukten

Die Gelenkpunktion kann zudem therapeutisch zur Entlastung bei großen Ergüssen oder als Vorbereitung für intraartikuläre Injektionen eingesetzt werden.

3.5 Einsatz künstlicher Intelligenz in der Diagnostik

3.5.1 KI-gestützte Bildauswertung

Künstliche Intelligenz (KI) revolutioniert zunehmend die radiologische Diagnostik der Arthrose. Mithilfe von Deep-Learning-Algorithmen werden Bilddaten automatisiert ausgewertet, was zu einer höheren diagnostischen Präzision und schnelleren Analyse führt.

KI-gestützte Programme sind in der Lage, selbst subtile Veränderungen in der Gelenkstruktur zu erkennen, die für den menschlichen Beobachter kaum sichtbar sind. Darüber hinaus können sie quantitative Analysen der Knorpeldicke, des Gelenkspalts und der Osteophytenbildung erstellen, die objektiv reproduzierbar sind.

3.5.2 Prädiktive Modelle für Krankheitsprogression

Ein zentrales Anwendungsfeld der KI liegt in der Entwicklung prädiktiver Modelle, die anhand großer Datenmengen und komplexer statistischer Verfahren Vorhersagen zum individuellen Krankheitsverlauf treffen können. Diese Modelle integrieren Bildgebungsdaten, klinische Parameter, Biomarkerprofile und genetische Informationen. Auf dieser Grundlage können personalisierte Risikoanalysen erstellt werden, die eine frühzeitige Intervention bei besonders gefährdeten Patienten ermöglichen.

3.5.3 Chancen und Limitationen digitaler Diagnostik

Die Integration von KI in die medizinische Diagnostik birgt enorme Chancen, insbesondere im Hinblick auf eine verbesserte Frühdiagnostik und die Optimierung personalisierter Therapieentscheidungen.

Jedoch bestehen auch Limitationen. Die Qualität der KI-Analysen hängt maßgeblich von der Qualität und Vielfalt der zugrundeliegenden Daten ab. Zudem sind ethische Fragen bezüglich der Datensicherheit, des Datenschutzes und der Verantwortung für medizinische Entscheidungen zu klären.

Die Zukunft wird eine enge Verzahnung von Mensch und Maschine erfordern, bei der die KI den Arzt unterstützt, jedoch nicht ersetzt.

3.6 Literaturverzeichnis (Kapitel 3)

Altman, R. D., & Gold, G. E. (2007). Atlas of Individual Radiographic Features in Osteoarthritis, Revised. *Osteoarthritis and Cartilage*, 15(Supplement A), A1–A56. https://doi.org/10.1016/j.joca.2006.11.009

Buckland-Wright, C. (2004). Subchondral bone changes in hand and knee osteoarthritis detected by radiography. *Osteoarthritis and Cartilage*, 12(Supplement A), S10–S19. https://doi.org/10.1016/j.joca.2003.10.017

Crema, M. D., Roemer, F. W., & Guermazi, A. (2011). Imaging techniques for osteoarthritis. *Best Practice & Research Clinical Rheumatology*, 24(6), 771–788. https://doi.org/10.1016/j.berh.2010.11.005

Felson, D. T., McLaughlin, S., Goggins, J., et al. (2003). Bone marrow edema and its relation to progression of knee osteoarthritis. *Annals of Internal Medicine*, 139(5_Part_1), 330–336. https://doi.org/10.7326/0003-4819-139-5_Part_1-200309020-00007

Hunter, D. J., & Bierma-Zeinstra, S. (2019). Osteoarthritis. *The Lancet*, 393(10182), 1745–1759. https://doi.org/10.1016/S0140-6736(19)30417-9

Kellgren, J. H., & Lawrence, J. S. (1957). Radiological assessment of osteo-arthrosis. *Annals of the Rheumatic Diseases*, 16(4), 494–502. https://doi.org/10.1136/ard.16.4.494

Knoop, J., van der Leeden, M., van der Esch, M., et al. (2011). Association of lower muscle strength with self-reported knee instability in osteoarthritis of the knee: Results from the Amsterdam Osteoarthritis Cohort. *Arthritis Care & Research*, 63(1), 31–38. https://doi.org/10.1002/acr.20339

Loeser, R. F. (2010). Age-related changes in the musculoskeletal system and the development of osteoarthritis. *Clinics in Geriatric Medicine*, 26(3), 371–386. https://doi.org/10.1016/j.cger.2010.03.002

McAlindon, T. E., Driban, J. B., Henrotin, Y., et al. (2014). Biomarkers for osteoarthritis: Current status and perspectives for the future. *Annals of the Rheumatic Diseases*, 73(1), 8–14. https://doi.org/10.1136/annrheumdis-2013-203726

Neogi, T. (2013). The epidemiology and impact of pain in osteoarthritis. *Osteoarthritis and Cartilage*, 21(9), 1145–1153. https://doi.org/10.1016/j.joca.2013.03.018

Roemer, F. W., Eckstein, F., Hayashi, D., et al. (2014). The role of imaging in osteoarthritis. *Best Practice & Research Clinical Rheumatology*, 28(1), 31–60. https://doi.org/10.1016/j.berh.2014.01.001

Schiphof, D., van Middelkoop, M., de Klerk, B. M., et al. (2013). The validity of radiographic definitions for knee osteoarthritis: The influence of clinical characteristics. *Osteoarthritis and Cartilage*, 21(8), 1100–1106. https://doi.org/10.1016/j.joca.2013.05.004

Vincent, T. L., & Watt, F. M. (2014). Osteoarthritis. *Medicine*, 42(4), 187–190. https://doi.org/10.1016/j.mpmed.2014.01.006

Zhao, X., Shah, D., Gandhi, K., Wei, W., & Dwibedi, N. (2019). Clinical, humanistic, and economic burden of osteoarthritis among non-institutionalized adults in the United States. *Osteoarthritis and Cartilage*, 27(11), 1618–1626. https://doi.org/10.1016/j.joca.2019.07.006

4. Konventionelle Behandlungsmethoden – Eine kritische Bestandsaufnahme

4.1 Pharmakologische Therapie

4.1.1 Nichtsteroidale Antirheumatika (NSAR): Wirkmechanismen und Risiken

NSAR sind die am häufigsten eingesetzten Medikamente zur symptomatischen Behandlung der Arthrose. Sie wirken primär durch die Hemmung der Cyclooxygenase-Enzyme (COX-1 und COX-2), wodurch die Synthese von Prostaglandinen – zentralen Vermittlern der Schmerz- und Entzündungsreaktion – unterdrückt wird.

Während COX-1 vorwiegend physiologische Funktionen im Magen-Darm-Trakt, in der Niere und bei der Blutgerinnung reguliert, ist COX-2 vor allem für die Entzündungsreaktion verantwortlich.

Die selektiven COX-2-Hemmer (z. B. Celecoxib, Etoricoxib) wurden entwickelt, um die gastrointestinalen Nebenwirkungen der nicht-selektiven NSAR (z. B. Ibuprofen, Diclofenac, Naproxen) zu minimieren. Dennoch bleibt die langfristige Anwendung problematisch.

Häufige Nebenwirkungen sind:

- Magen-Darm-Beschwerden bis hin zu Ulzera und Blutungen

- Kardiovaskuläre Risiken, insbesondere bei selektiven COX-2-Hemmern
- Nierenschädigung und Elektrolytstörungen
- Erhöhtes Risiko thromboembolischer Ereignisse

Die NSAR sollten daher nur bei klarer Indikation, in der niedrigstmöglichen wirksamen Dosis und über den kürzest möglichen Zeitraum eingesetzt werden.

4.1.2 Kortikosteroid-Injektionen: Indikationen und Langzeitfolgen

Kortikosteroide werden häufig intraartikulär injiziert, um akute Entzündungsschübe und Schmerzen zu lindern. Sie wirken stark antiinflammatorisch durch die Hemmung der Phospholipase A2 und damit der Arachidonsäure-Kaskade.

Typische Indikationen sind:

- Akute Synovialitis mit Ergussbildung
- Reaktive Entzündungen bei mechanischer Überlastung
- Kurzfristige Überbrückung bis zum Wirkungseintritt anderer Therapien

Langfristig sind Kortikosteroid-Injektionen kritisch zu bewerten. Studien zeigen, dass sie die Knorpelstruktur bei wiederholter Anwendung negativ beeinflussen und den Progress der Arthrose beschleunigen können. Daher sollte die Anzahl der

Injektionen pro Gelenk auf maximal drei bis vier pro Jahr begrenzt werden.

4.1.3 Opioide: Einsatz bei chronischen Schmerzen und Abhängigkeitsproblematik

Bei schweren chronischen Schmerzen, die auf andere Maßnahmen nicht mehr ansprechen, kommen schwache und starke Opioide zum Einsatz.

Zu den häufig eingesetzten Präparaten gehören:

- Schwache Opioide: Tramadol, Tilidin
- Starke Opioide: Oxycodon, Morphin, Fentanyl

Die Wirkung erfolgt über die Bindung an μ-, $\varkappa$- und δ-Opioidrezeptoren im zentralen Nervensystem, wodurch die Schmerzwahrnehmung moduliert wird.

Trotz ihrer Effektivität bei der Schmerzlinderung ist die Anwendung von Opioiden problematisch aufgrund:

- Hoher Abhängigkeits- und Missbrauchsgefahr
- Entwicklung von Toleranz und Dosissteigerung
- Nebenwirkungen wie Übelkeit, Verstopfung, Schwindel, kognitive Beeinträchtigung und Atemdepression

Opioide sollten daher nur im Rahmen eines multimodalen Schmerzmanagements und unter engmaschiger ärztlicher Kontrolle eingesetzt werden.

4.1.4 Chondroprotektive Substanzen: Glucosamin, Chondroitinsulfat – Evidenzlage

Glucosamin und Chondroitinsulfat werden als sogenannte Chondroprotektiva vermarktet. Sie sollen die Knorpelregeneration unterstützen und den Abbau der extrazellulären Matrix hemmen.

Die Evidenzlage hierzu ist jedoch widersprüchlich. Während einige Studien eine geringfügige Verbesserung von Schmerz und Funktion zeigen, konnten große, methodisch hochwertige Untersuchungen keinen signifikanten klinischen Nutzen belegen.

Trotz der begrenzten Wirksamkeit sind diese Substanzen aufgrund ihres günstigen Nebenwirkungsprofils weiterhin beliebt, vor allem bei Patienten, die eine medikamentöse Langzeittherapie mit NSAR vermeiden möchten.

4.2 Physikalische und physiotherapeutische Maßnahmen

4.2.1 Klassische Bewegungstherapien

Regelmäßige Bewegung ist ein Grundpfeiler der Arthrosetherapie. Durch gezieltes Training können die Gelenkfunktion verbessert, die Muskelkraft gesteigert und die Gelenkstabilität gefördert werden.

Empfohlene Trainingsformen sind:

- Gelenkschonendes Ausdauertraining (z. B. Radfahren, Schwimmen)
- Kräftigungsübungen für gelenkstabilisierende Muskulatur
- Mobilisationsübungen zur Erhaltung des Bewegungsausmaßes

Ein individuelles, an den Schweregrad der Arthrose angepasstes Übungsprogramm ist entscheidend, um eine Überlastung des Gelenks zu vermeiden.

4.2.2 Manuelle Therapie und Gelenkmobilisation

Die manuelle Therapie umfasst gezielte Mobilisationstechniken zur Verbesserung der Gelenkbeweglichkeit und Reduktion von Muskelverspannungen.

Durch passive Mobilisationen werden Verklebungen der Gelenkkapsel gelöst, der Stoffwechsel im Gelenk angeregt und Schmerzen gelindert. Diese Techniken sollten jedoch ausschließlich durch speziell ausgebildete Therapeuten durchgeführt werden.

4.2.3. Elektrotherapie und Ultraschallanwendungen

Elektrotherapeutische Verfahren wie die transkutane elektrische Nervenstimulation (TENS) werden zur Schmerzlinderung eingesetzt.

Die niederfrequenten Stromimpulse modulieren die Schmerzleitung im Rückenmark und fördern die Ausschüttung körpereigener Endorphine.

Ultraschalltherapie wird genutzt, um die lokale Durchblutung zu fördern und die Zellregeneration im geschädigten Gewebe zu stimulieren. Die Wirksamkeit dieser Verfahren ist wissenschaftlich umstritten, sie finden aber in der Praxis weiterhin Anwendung, insbesondere als ergänzende Maßnahme.

4.2.4 Wirkung von Aquatherapie und kontrollierter Belastung

Aquatherapie nutzt die Auftriebskräfte des Wassers, um gelenkschonendes Training unter Entlastung des Körpergewichts zu ermöglichen.

Der hydrostatische Druck und die Wassertemperatur fördern zusätzlich die Durchblutung und reduzieren muskuläre Verspannungen.

Kontrollierte Belastung im Rahmen funktioneller Bewegungstherapien ist essenziell, um eine muskuläre Dysbalance und eine weitere Gelenkdeformität zu verhindern.

4.3 Chirurgische Interventionen

4.3.1 Gelenkspiegelung (Arthroskopie): Indikation und Evidenz

Die Arthroskopie war über viele Jahre ein weit verbreitetes Verfahren zur Behandlung von Knorpelschäden und zur Entfernung freier Gelenkkörper.

Aktuelle Leitlinien und Studien zeigen jedoch, dass der Nutzen arthroskopischer Verfahren bei degenerativer Arthrose begrenzt ist.

Die Indikation sollte daher sehr kritisch gestellt werden. Primär sinnvoll ist sie bei:

- Mechanisch blockierenden freien Gelenkkörpern
- Meniskusläsionen mit mechanischen Beschwerden
- Lokalen Knorpelschäden in ansonsten gesunden Gelenken

4.3.2 Osteotomie und gelenkerhaltende Operationen

Osteotomien dienen der biomechanischen Entlastung des betroffenen Gelenkareals, indem die Gelenkachse korrigiert wird.

Typische Verfahren sind:

- Valgisierende oder varisierende Umstellungsosteotomien bei Gonarthrose

- Beckenosteotomien bei beginnender Coxarthrose

Diese Eingriffe sind vor allem bei jüngeren Patienten mit einseitiger Gelenkbelastung indiziert, um einen Gelenkersatz möglichst lange hinauszuzögern.

4.3.3 Endoprothetik: Materialien, Haltbarkeit und Komplikationen

Die Implantation eines künstlichen Gelenks stellt die ultima ratio bei ausgeprägter Arthrose dar.

Moderne Endoprothesen bestehen aus hochbelastbaren Materialien wie Titanlegierungen, Keramik und hochvernetztem Polyethylen. Die Haltbarkeit der heutigen Prothesen liegt bei Hüft- und Knieendoprothesen zwischen 15 und 20 Jahren, in Einzelfällen auch länger.

Mögliche Komplikationen umfassen:

- Infektionen (Protheseninfektionen)
- Lockerung der Prothese
- Thromboembolische Komplikationen
- Luxationen bei Hüftprothesen

Die Wahl des optimalen Implantats und die präoperative Vorbereitung haben entscheidenden Einfluss auf das Langzeitergebnis.

4.4 Limitierungen und Nebenwirkungen klassischer Therapien

4.4.1 Unzureichende Schmerzkontrolle und Funktionserhaltung

Trotz intensiver medikamentöser und physikalischer Therapie bleibt die Schmerzkontrolle bei vielen Patienten unzureichend. Besonders im fortgeschrittenen Stadium der Arthrose gelingt es häufig nicht, die Schmerzen dauerhaft zu lindern und die Lebensqualität wiederherzustellen.

Die reine Symptombehandlung ohne Einfluss auf die Krankheitsprogression ist ein wesentliches Defizit der konventionellen Therapieansätze.

4.4.2 Medikamenteninduzierte Nebenwirkungen und Komplikationen

Langfristige medikamentöse Therapien sind mit erheblichen Nebenwirkungen verbunden.

Typische Probleme umfassen:

- Gastrointestinale Komplikationen (NSAR-Gastropathie)

- Erhöhtes Risiko für Myokardinfarkte und Schlaganfälle bei COX-2-Hemmern

- Nierenschädigung durch chronische NSAR-Anwendung

- Opioidabhängigkeit und kognitive Nebenwirkungen

Diese Nebenwirkungen schränken die langfristige Anwendbarkeit der pharmakologischen Therapie erheblich ein.

4.4.3 Wirtschaftliche Belastungen und Versorgungslücken

Die Behandlungskosten für konventionelle Therapien sind erheblich und stellen eine erhebliche Belastung für die Gesundheitssysteme dar.

Insbesondere operative Eingriffe wie die Endoprothetik verursachen hohe direkte Kosten, während Arbeitsunfähigkeit und Frühverrentung zu erheblichen indirekten Kosten führen.

Gleichzeitig bestehen erhebliche Versorgungslücken, insbesondere im Bereich der frühzeitigen Diagnostik und der flächendeckenden Anwendung evidenzbasierter nichtmedikamentöser Therapieangebote.

4.5 Literaturverzeichnis (Kapitel 4)

Bjordal, J. M., Johnson, M. I., Lopes-Martins, R. A., et al. (2007). Short-term efficacy of physical interventions in osteoarthritic knee pain. *Osteoarthritis and Cartilage*, 15(9), 957–963. https://doi.org/10.1016/j.joca.2007.02.011

Bannuru, R. R., Osani, M. C., Vaysbrot, E. E., et al. (2019). OARSI guidelines for the non-surgical management of knee, hip, and polyarticular osteoarthritis. *Osteoarthritis and Cartilage*,

27(11), 1578–1589. https://doi.org/10.1016/j.joca.2019.06.011

Chou, R., Deyo, R., Friedly, J., et al. (2015). Noninvasive treatments for low back pain. *Agency for Healthcare Research and Quality (US)*.

Conaghan, P. G., Dickson, J., & Grant, R. L. (2008). Care and management of osteoarthritis in adults: Summary of NICE guidance. *BMJ*, 336(7642), 502–503. https://doi.org/10.1136/bmj.39490.608009.AD

Dagenais, S., Haldeman, S., & Wooley, J. R. (2011). Evidence-informed management of chronic low back pain with prescription medications. *The Spine Journal*, 11(8), 739–760. https://doi.org/10.1016/j.spinee.2011.06.002

Hochberg, M. C., Altman, R. D., April, K. T., et al. (2012). American College of Rheumatology 2012 recommendations for the use of nonpharmacologic and pharmacologic therapies in osteoarthritis of the hand, hip, and knee. *Arthritis Care & Research*, 64(4), 465–474. https://doi.org/10.1002/acr.21596

McAlindon, T. E., Bannuru, R. R., Sullivan, M. C., et al. (2014). OARSI guidelines for the non-surgical management of knee osteoarthritis. *Osteoarthritis and Cartilage*, 22(3), 363–388. https://doi.org/10.1016/j.joca.2014.01.003

Mills, K., Hunt, M. A., & Ferber, R. (2013). Biomechanical deviations during level walking associated with knee osteoarthritis: A systematic review and meta-analysis. *Arthritis Care*

& *Research*, 65(10), 1643–1665. https://doi.org/10.1002/acr.22015

Roubille, C., Martel-Pelletier, J., Raynauld, J. P., et al. (2015). New therapeutic targets in osteoarthritis. *Nature Reviews Rheumatology*, 11(11), 639–648. https://doi.org/10.1038/nrrheum.2015.135

Wieland, L. S., Skoetz, N., Pilkington, K., Vempati, R., D'Adamo, C. R., & Berman, B. M. (2017). Yoga treatment for chronic non-specific low back pain. *Cochrane Database of Systematic Reviews*, (1). https://doi.org/10.1002/14651858.CD010671.pub2

Zhang, W., Nuki, G., Moskowitz, R. W., et al. (2010). OARSI recommendations for the management of hip and knee osteoarthritis: Part III: Changes in evidence following systematic cumulative update of research published through January 2009. *Osteoarthritis and Cartilage*, 18(4), 476–499. https://doi.org/10.1016/j.joca.2010.01.013

5. Neue pharmakologische Therapieansätze

5.1 Entwicklung selektiver Entzündungshemmer

5.1.1 COX-2-Hemmer der neuen Generation

Die selektive Hemmung des Enzyms **Cyclooxygenase-2 (COX-2)** stellt einen bedeutenden Meilenstein in der symptomatischen Pharmakotherapie der Arthrose dar. Dieses Enzym spielt eine zentrale Rolle in der Synthese proinflammatorischer Prostaglandine, die maßgeblich an der Entstehung von Schmerz und Entzündungsreaktionen im arthrotisch veränderten Gelenk beteiligt sind. Im Gegensatz zu den klassischen, nichtselektiven **nichtsteroidalen Antirheumatika (NSAR)**, die sowohl COX-1 als auch COX-2 blockieren, wurden COX-2-Hemmer gezielt entwickelt, um eine möglichst spezifische Hemmung der Entzündungsmediatoren zu erreichen, ohne die schützenden Funktionen von COX-1, etwa im Bereich der Magenschleimhaut oder der Thrombozytenfunktion, negativ zu beeinflussen.

Die Hemmung von COX-1 durch traditionelle NSAR ist mit einer Vielzahl unerwünschter Nebenwirkungen assoziiert, insbesondere mit gastrointestinalen Ulzera, Magen-Darm-Blutungen und einer Beeinträchtigung der Nierenfunktion. Diese Nebenwirkungen stellen bei einer meist älteren Patientengruppe, die häufig eine multimorbide Konstitution aufweist, ein erhebliches therapeutisches Risiko dar. Durch die selektive Hemmung von COX-2 wird dieser Problematik begegnet, indem die schmerzlindernden und entzündungshemmenden Effekte erhalten bleiben, während die gastrointestinale Toxizität deutlich reduziert wird.

Zu den modernen Vertretern dieser Medikamentengruppe zählen insbesondere **Celecoxib**, **Etoricoxib** und **Parecoxib**. Diese Wirkstoffe haben in klinischen Studien eine nachweislich signifikante Reduktion arthrosebedingter Schmerzen und eine effektive Kontrolle von Entzündungsprozessen im Gelenk gezeigt. Zudem wurde in direkten Vergleichsstudien mit nichtselektiven NSAR eine geringere Inzidenz gastrointestinaler Komplikationen festgestellt, was die Anwendung dieser Präparate vor allem bei Patienten mit bekannten Magen-Darm-Erkrankungen oder einem erhöhten Blutungsrisiko attraktiv erscheinen lässt.

Dennoch ist die Anwendung von COX-2-Hemmern nicht uneingeschränkt unproblematisch. Zahlreiche epidemiologische und klinische Studien weisen darauf hin, dass diese Substanzen das Risiko für schwerwiegende **kardiovaskuläre Komplikationen** erhöhen können. Dazu zählen insbesondere **Myokardinfarkte**, **Schlaganfälle** sowie **thromboembolische Ereignisse**. Die genauen pathophysiologischen Mechanismen dieser Nebenwirkungen sind noch nicht vollständig geklärt, doch wird vermutet, dass die Hemmung von COX-2 zu einer Verschiebung des prostanoidalen Gleichgewichts führt, das normalerweise einen Ausgleich zwischen prothrombotischen und antithrombotischen Faktoren gewährleistet.

Aus diesem Grund sollte die Indikation zur Therapie mit COX-2-Hemmern stets mit besonderer Sorgfalt gestellt werden. Insbesondere bei Patienten mit bekannten kardiovaskulären Vorerkrankungen oder Risikofaktoren wie Bluthochdruck, Hyperlipidämie oder Diabetes mellitus ist eine strenge Nutzen-Risiko-Abwägung erforderlich. Die Behandlung sollte, soweit möglich, auf den kürzestmöglichen Zeitraum und die niedrigste wirksame Dosis beschränkt werden.

Die zukünftige pharmakologische Forschung konzentriert sich intensiv auf die Entwicklung weiter verbesserter COX-2-Hemmer, die eine noch höhere Selektivität für das Zielenzym aufweisen und gleichzeitig eine bessere Sicherheit im Hinblick auf kardiovaskuläre Risiken bieten. Ziel ist es, die therapeutische Balance zwischen Effektivität und Nebenwirkungsfreiheit weiter zu optimieren, um die symptomatische Behandlung der Arthrose sowohl sicherer als auch wirksamer zu gestalten.

5.1.2 Inhibition spezifischer Entzündungsmediatoren (z. B. IL-1β-Antagonisten)

Ein besonders vielversprechender Ansatz in der modernen pharmakologischen Therapie der Arthrose ist die gezielte **Blockade spezifischer proinflammatorischer Zytokine**, die eine zentrale Rolle in der Pathogenese und Progression der Erkrankung spielen. Im Fokus steht hierbei vor allem das **Interleukin-1β (IL-1β)**, ein Schlüsselfaktor im katabolen Stoffwechsel des Gelenkknorpels und ein entscheidender Mediator chronischer Entzündungsprozesse im arthrotisch veränderten Gelenkmilieu.

IL-1β fördert die Expression einer Vielzahl kataboler Enzyme, darunter Matrix-Metalloproteinasen (insbesondere MMP-13), die den Abbau der extrazellulären Knorpelmatrix maßgeblich beschleunigen. Gleichzeitig hemmt IL-1β die Synthese knorpelprotektiver Substanzen und beeinträchtigt die regenerative Kapazität der Chondrozyten. Diese doppelte Wirkung führt zu einer Progression des Knorpelabbaus und trägt wesentlich zu den degenerativen Veränderungen bei, die die Arthrose charakterisieren.

Vor diesem Hintergrund wurden gezielte IL-1β-Antagonisten wie **Anakinra** entwickelt, die ursprünglich zur Behandlung entzündlich-rheumatischer Erkrankungen, insbesondere der rheumatoiden Arthritis, zugelassen wurden. Inzwischen wird der therapeutische Nutzen dieser Substanzen auch im Kontext der Arthrose intensiv erforscht.

Erste klinische Studien zeigen, dass die gezielte Blockade von IL-1β nicht nur die Produktion kataboler Enzyme verringern kann, sondern auch zu einer signifikanten Reduktion der Entzündungsreaktion im Gelenk führt. Darüber hinaus deuten die Ergebnisse darauf hin, dass diese Behandlung eine positive Wirkung auf die Schmerzsymptomatik hat und möglicherweise den Krankheitsverlauf verlangsamen kann.

Trotz dieser vielversprechenden Ansätze sind die bisherigen Studienergebnisse jedoch noch nicht ausreichend, um eine breite klinische Anwendung dieser Substanzen bei Arthrose zu rechtfertigen. Insbesondere fehlen große, randomisierte, kontrollierte Studien, die die langfristige Wirksamkeit und Sicherheit dieser Behandlungsform eindeutig belegen. Zudem ist die Frage offen, ob die Blockade einzelner Zytokine in einem komplexen Entzündungsnetzwerk tatsächlich ausreicht, um die Arthroseprogression nachhaltig zu beeinflussen, oder ob vielmehr eine Kombinationstherapie erforderlich wäre, die mehrere pathophysiologische Zielstrukturen gleichzeitig adressiert.

Die zukünftige Forschung wird sich daher darauf konzentrieren, die therapeutischen Potenziale der Zytokin-Blockade weiter zu untersuchen, optimale Dosierungs- und Anwendungsregime zu definieren und mögliche Langzeitnebenwirkungen zu evaluieren. Parallel dazu werden neue Wirkstoffe entwickelt, die eine noch gezieltere und effektivere Modulation des inflammatorischen Milieus im Gelenk ermöglichen, um langfristig eine kausale und personalisierte Therapie der Arthrose zu realisieren.

5.2 Modulation von Signalwegen

5.2.1 Einfluss auf den Wnt/β-Catenin-Signalweg

Der **Wnt/β-Catenin-Signalweg** ist ein essenzieller molekularer Steuerungsmechanismus, der sowohl in der embryonalen Entwicklung als auch in der Regulation von Zellproliferation, Differenzierung und Gewebshomöostase eine zentrale Rolle spielt. Im Kontext der Arthrose ist dieser Signalweg von besonderer Bedeutung, da er maßgeblich die Prozesse der Knorpelhomöostase und des subchondralen Knochenumbaus beeinflusst. Eine fehlerhafte Regulation dieses Signalwegs kann zu einem Ungleichgewicht zwischen knorpelabbauenden und

-aufbauenden Prozessen führen, was eine wesentliche Rolle in der Pathogenese der Arthrose spielt.

Eine **übermäßige Aktivierung** des Wnt/β-Catenin-Signalwegs fördert die Differenzierung von Osteoblasten und führt zu einer vermehrten Knochenneubildung im subchondralen Bereich. Diese Prozesse resultieren in einer **Sklerosierung des subchondralen Knochens**, welche die mechanischen Eigenschaften des Gelenks nachteilig verändert und die Belastung auf den bereits degenerierten Knorpel verstärkt. Parallel dazu führt eine chronische Überaktivierung dieses Signalwegs zu einer Hemmung der Chondrozytenfunktion, wodurch die Synthese knorpelschützender Matrixkomponenten unterdrückt und die Apoptose von Chondrozyten gefördert wird. Diese Vorgänge beschleunigen die **Knorpeldegeneration** und tragen wesentlich zur fortschreitenden Gelenkzerstörung bei.

Vor diesem Hintergrund gewinnt die pharmakologische **Modulation des Wnt/β-Catenin-Signalwegs** zunehmend an Bedeutung. Der gezielte Einsatz von Inhibitoren, die die Aktivität dieses Signalwegs kontrollieren, könnte einen doppelten therapeutischen Nutzen bieten: Zum einen die Normalisierung des pathologischen Knochenumbaus im subchondralen Bereich und zum anderen die Verlangsamung des Knorpelabbaus durch den Schutz der Chondrozytenfunktion. Derzeit befinden sich mehrere spezifische Hemmstoffe in der **präklinischen und klinischen Entwicklung**, darunter Moleküle, die als Wnt-Antagonisten oder als direkte Inhibitoren der β-Catenin-Aktivierung fungieren.

Zukünftig könnte der gezielte Eingriff in diesen Signalweg ein vielversprechender Baustein einer kausalen Arthrosetherapie sein, insbesondere in Kombination mit anderen molekularen Ansätzen, die Entzündungsprozesse und degenerative Veränderungen im Gelenkgewebe adressieren.

5.2.2 Hemmung des TGF-β-Signalwegs zur Reduktion von Fibrose

Der **Transforming Growth Factor-beta (TGF-β)**-Signalweg nimmt eine ausgesprochen komplexe und teils widersprüchliche Rolle in der Pathogenese der Arthrose ein. TGF-β ist ein multifunktionelles Zytokin, das an einer Vielzahl von zellulären Prozessen beteiligt ist, darunter Zellproliferation, Differenzierung, Apoptose und die Regulation der extrazellulären Matrix. Während eine moderate Aktivierung dieses Signalwegs förderlich für die **Knorpelregeneration** ist, führt eine chronisch erhöhte Aktivität zu pathologischen Umbauprozessen, die sowohl den subchondralen Knochen als auch die Synovialmembran betreffen.

Insbesondere bei fortgeschrittener Arthrose wird eine **übermäßige TGF-β-Aktivität** mit der Entstehung von **Fibrosierungsprozessen** in Verbindung gebracht. Diese pathologische Fibrose ist gekennzeichnet durch eine verstärkte Ablagerung von kollagenhaltigem Bindegewebe, die zu einer Versteifung des Gelenkgewebes, einer Reduktion der Gelenkbeweglichkeit und einer Verstärkung der Entzündungsprozesse beiträgt. Im subchondralen Knochenbereich führt dies zu einer gestörten Gewebsarchitektur, die den krankhaften Knochenumbau weiter fördert. In der Synovialis kann es durch die

Fibrosierung zu chronischen entzündlichen Reizzuständen kommen, die die Gelenkfunktion weiter beeinträchtigen.

Die gezielte **Modulation des TGF-β-Signalwegs** stellt daher einen innovativen Ansatz dar, um diese schädlichen Prozesse zu unterbrechen und die Homöostase des Gelenkgewebes wiederherzustellen. Der Einsatz von TGF-β-Inhibitoren oder spezifischen Signalwegmodulatoren könnte die **Fibrosebildung hemmen**, die regenerative Kapazität des Gelenkgewebes stärken und somit die Progression der Arthrose verlangsamen.

Vielversprechende Ergebnisse stammen bisher vor allem aus **Tiermodellen**, in denen durch die Hemmung des TGF-β-Signalwegs eine deutliche Reduktion fibrotischer Prozesse und eine Verbesserung der Gelenkfunktion erreicht werden konnte. Klinische Anwendungen beim Menschen stehen allerdings noch aus, da die systemische Hemmung von TGF-β auch potenziell unerwünschte Auswirkungen auf andere Gewebe und Organsysteme haben kann. Künftige Forschungsansätze konzentrieren sich daher auf die Entwicklung von lokal wirksamen und gewebespezifischen Modulatoren, die eine selektive Blockade des TGF-β-Signalwegs im Gelenk ermöglichen, ohne systemische Nebenwirkungen zu verursachen.

5.2.3 Modulation des NF-κB-Signalwegs zur Entzündungshemmung

Der **nukleäre Faktor kappa B (NF-κB)** ist ein zentraler Transkriptionsfaktor, der eine Schlüsselrolle in der Regulation von Entzündungsprozessen spielt. Er kontrolliert die

Expression einer Vielzahl von Genen, die für die Produktion proinflammatorischer Zytokine, Chemokine, Adhäsionsmoleküle und kataboler Enzyme verantwortlich sind. Im Rahmen der Arthrosepathogenese ist der NF-κB-Signalweg maßgeblich an der Aufrechterhaltung chronischer Entzündungsreaktionen im Gelenk beteiligt und trägt wesentlich zur katabolen Umgestaltung des Gelenkgewebes bei.

Die Aktivierung von NF-κB wird typischerweise durch entzündliche Reize, mechanischen Stress oder oxidative Schädigung ausgelöst. Nach der Aktivierung transloziert der Transkriptionsfaktor in den Zellkern, wo er die Transkription zahlreicher entzündungsfördernder Gene anregt. Dieser Prozess führt zu einer verstärkten Freisetzung von Zytokinen wie **Interleukin-1β (IL-1β)** und **Tumornekrosefaktor-alpha (TNF-α)** sowie zur Induktion von Matrix-Metalloproteinasen, insbesondere **MMP-13**, die die Knorpelmatrix abbauen.

Die **Hemmung des NF-κB-Signalwegs** stellt daher einen hochattraktiven therapeutischen Ansatz dar, um die Entzündungskaskade gezielt zu unterbrechen und den degenerativen Prozess im arthrotischen Gelenk zu verlangsamen. Im Fokus der aktuellen Forschung stehen vor allem **IκB-Kinase (IKK)-Inhibitoren**, die die Phosphorylierung und den Abbau des Inhibitors IκB verhindern. Dadurch wird die Aktivierung von NF-κB gehemmt und seine Translokation in den Zellkern unterbunden.

Der therapeutische Nutzen dieser Signalwegmodulation liegt in einer signifikanten **Reduktion proinflammatorischer Mediatoren**, einer **Hemmung der MMP-Expression** und einem **Schutz der Knorpelmatrix vor weiterem Abbau**.

Erste präklinische Studien konnten bereits nachweisen, dass durch die Blockade des NF-κB-Signalwegs nicht nur die Entzündung, sondern auch die Schmerzsymptomatik deutlich reduziert werden kann.

Langfristig könnte die gezielte Modulation dieses Signalwegs zu einer effektiveren Kontrolle der chronischen Entzündungsprozesse in arthrotischen Gelenken beitragen und den Krankheitsverlauf positiv beeinflussen. Die Entwicklung gewebespezifischer NF-κB-Inhibitoren, die bevorzugt im Gelenkgewebe wirken, ohne systemische Nebenwirkungen zu entfalten, stellt dabei einen der zentralen Schwerpunkte der zukünftigen pharmakologischen Forschung dar.

5.3 Einsatz von Biologika und monoklonalen Antikörpern

5.3.1 IL-6- und IL-17-Inhibitoren

Interleukin-6 (IL-6) ist ein proinflammatorisches Zytokin, das eine zentrale Rolle in der Pathogenese chronisch-entzündlicher Prozesse spielt, einschließlich der Arthrose. Durch die Aktivierung von Signalwegen wie JAK/STAT trägt IL-6 zur Aufrechterhaltung der Entzündungsreaktion, zur Förderung der Osteoklastenaktivität und zur Hemmung der chondrozytären Matrixsynthese bei.

Tocilizumab, ein monoklonaler Antikörper gegen den IL-6-Rezeptor, ist bereits bei rheumatoider Arthritis zugelassen und wird derzeit auch im Kontext der Arthrose intensiv untersucht. Erste Studien deuten auf eine Reduktion der Schmerzintensität und eine Hemmung der Entzündungsaktivität im Gelenk hin, allerdings sind die Langzeitwirkungen auf den Knorpelerhalt noch nicht ausreichend belegt.

Interleukin-17 (IL-17) ist ein weiterer bedeutender Entzündungsmediator, der insbesondere die Expression von Matrix-Metalloproteinasen in Chondrozyten steigert und damit die Knorpeldegradation fördert. Secukinumab, ein IL-17-Antikörper, hat in der Therapie von Psoriasis-Arthritis bereits positive Ergebnisse gezeigt. Sein Einsatz bei Arthrose wird derzeit in klinischen Studien der Phase II untersucht.

5.3.2 Anti-TNF-α-Therapie: Chancen und Grenzen

TNF-α ist eines der am besten untersuchten proinflammatorischen Zytokine im Bereich der chronischen Gelenkerkrankungen. Die Blockade von TNF-α mit monoklonalen Antikörpern wie Infliximab, Adalimumab oder Etanercept hat sich in der Rheumatologie etabliert.

Obwohl diese Wirkstoffe bei entzündlich-rheumatischen Erkrankungen nachweislich wirksam sind, ist ihre Bedeutung bei der Arthrose bislang umstritten. Der Grund liegt darin, dass die Arthrose primär eine degenerative Erkrankung ist, bei der die Entzündung eine sekundäre Rolle spielt.

Dennoch zeigen neuere Studien, dass insbesondere Patienten mit einer ausgeprägten entzündlichen Komponente (aktive Synovitis) von einer TNF-α-Blockade profitieren können.

Der Einsatz sollte jedoch streng individualisiert und unter sorgfältiger Risiko-Nutzen-Abwägung erfolgen.

5.4 Innovative Schmerztherapie

5.4.1 CGRP-Antagonisten bei arthrosebedingten Schmerzen

Das **Calcitonin Gene-Related Peptide (CGRP)** ist ein Neuropeptid, das eine zentrale Rolle bei der Vermittlung von Schmerzen sowie bei der Entstehung und Aufrechterhaltung neurogener Entzündungsprozesse spielt. CGRP wird insbesondere von sensorischen Neuronen freigesetzt und entfaltet seine Wirkung sowohl im peripheren Nervensystem als auch im zentralen Nervensystem. Seine vasodilatatorischen und proinflammatorischen Eigenschaften tragen entscheidend zur Sensibilisierung von Schmerzrezeptoren und zur Verstärkung von Schmerzempfindungen bei.

Während CGRP-Antagonisten ursprünglich für die Therapie der **Migräne** entwickelt wurden, belegen neuere wissenschaftliche Erkenntnisse, dass dieser Wirkmechanismus auch im Kontext **chronischer arthrosebedingter Schmerzen** therapeutisches Potenzial besitzt. Arthrosepatienten leiden häufig nicht nur unter lokal mechanisch bedingten Schmerzen, sondern entwickeln im Verlauf der Erkrankung eine **periphere und zentrale Sensibilisierung**, bei der neurogene Entzündungsprozesse und eine gesteigerte Aktivität des nozizeptiven Systems eine wesentliche Rolle spielen. CGRP trägt maßgeblich zu dieser schmerzverstärkenden Feedbackschleife bei.

Die modernen CGRP-Antagonisten, zu denen **Erenumab, Fremanezumab** und **Galcanezumab** zählen, blockieren spezifisch die CGRP-Rezeptoren oder neutralisieren das Peptid selbst. Dadurch wird die Weiterleitung von Schmerzsignalen auf peripherer Ebene unterbrochen und gleichzeitig die zentrale Schmerzverarbeitung moduliert. Diese doppelte Wirkweise kann zu einer signifikanten **Reduktion der Schmerzempfindung** und einer Verbesserung der Lebensqualität bei Patienten mit chronischen arthrosebedingten Schmerzen führen.

Obwohl diese Wirkstoffe bereits erfolgreich in der Migränetherapie eingesetzt werden, befinden sich klinische Studien zur Anwendung bei Arthrose aktuell noch im Erprobungsstadium. Erste Ergebnisse deuten jedoch darauf hin, dass CGRP-Antagonisten auch bei Arthrosepatienten mit **therapieresistenten Schmerzen** eine wirksame Option darstellen könnten, insbesondere bei jenen, die auf konventionelle Schmerzmedikamente unzureichend ansprechen oder diese aufgrund von Nebenwirkungen nicht vertragen.

Ein entscheidender Vorteil dieser Substanzen ist ihre im Vergleich zu klassischen Analgetika geringe gastrointestinale und renale Toxizität sowie die fehlende Abhängigkeitsproblematik, die bei Opioiden besteht. Zukünftige Forschung wird sich darauf konzentrieren, den optimalen Einsatz dieser Wirkstoffe bei Arthrose zu definieren, geeignete Patientengruppen zu identifizieren und Langzeitdaten zur Sicherheit und Wirksamkeit zu generieren.

5.4.2 Neuromodulatoren zur zentralen Schmerzregulation

Chronische Schmerzen im Rahmen der Arthrose werden nicht ausschließlich durch periphere strukturelle Veränderungen wie Knorpelschäden oder Knochendegeneration verursacht, sondern entstehen zunehmend auch durch **zentralnervöse Mechanismen**. Im Verlauf der Erkrankung kann es zur Entwicklung einer **zentralen Sensibilisierung** kommen, bei der die Schmerzwahrnehmung im Rückenmark und im Gehirn dauerhaft verstärkt ist. Diese maladaptive Veränderung der Schmerzverarbeitung führt dazu, dass selbst geringe oder nicht mehr vorhandene periphere Reize als schmerzhaft empfunden werden.

Zur Modulation dieser zentralen Schmerzmechanismen kommen **Neuromodulatoren** zum Einsatz, die gezielt in die neuronale Verarbeitung von Schmerzreizen eingreifen. Hierzu gehören vor allem die Wirkstoffe **Pregabalin** und **Gabapentin**, die ursprünglich für die Behandlung neuropathischer Schmerzen entwickelt wurden, sowie der **Serotonin- und Noradrenalin-Wiederaufnahmehemmer (SNRI) Duloxetin**, der sowohl antidepressiv als auch schmerzlindernd wirkt.

Pregabalin und **Gabapentin** modulieren die **spannungsgesteuerten Calciumkanäle vom Typ α2δ im Rückenmark**. Durch die Blockade dieser Kanäle wird die präsynaptische Freisetzung exzitatorischer Neurotransmitter wie Glutamat und Substanz P reduziert. Dies führt zu einer Absenkung der neuronalen Erregbarkeit und einer Dämpfung der nozizeptiven Signalübertragung. Insbesondere bei Patienten mit ausgeprägten neuropathischen Schmerzanteilen oder einer zentralen Sensibilisierung können diese Medikamente eine signifikante Reduktion der Schmerzintensität bewirken.

Duloxetin hingegen wirkt über eine **Verstärkung der absteigenden schmerzhemmenden Bahnen** im zentralen Nervensystem. Durch die Hemmung der Wiederaufnahme von Serotonin und Noradrenalin wird die Verfügbarkeit dieser Neurotransmitter im synaptischen Spalt erhöht, was eine verbesserte Schmerzhemmung über die entsprechenden zentralnervösen Regelkreise zur Folge hat. Duloxetin zeigt insbesondere bei Patienten mit einer emotionalen Schmerzverstärkung oder komorbiden depressiven Symptomen eine ausgeprägte schmerzlindernde Wirkung.

Diese Neuromodulatoren sind vor allem für Patienten geeignet, bei denen klassische Analgetika unzureichend wirken oder kontraindiziert sind. Insbesondere bei **chronifizierten Schmerzen mit neuropathischen Komponenten** oder bei Patienten, die unter einer ausgeprägten **zentralen Sensibilisierung** leiden, stellen diese Substanzen eine wichtige Erweiterung des therapeutischen Repertoires dar.

Langfristig ist die weitere Erforschung der zentralen Schmerzmechanismen entscheidend, um die Einsatzmöglichkeiten von Neuromodulatoren zu optimieren und personalisierte Therapiekonzepte zu entwickeln, die gezielt an den individuellen Schmerzverarbeitungsmustern der Patienten ansetzen. Hierbei wird auch die Kombination pharmakologischer und nicht-pharmakologischer Verfahren, wie kognitive Verhaltenstherapie oder neuromodulative Verfahren, eine immer größere Bedeutung erlangen.

5.5 Epigenetische Therapieansätze

5.5.1 Einsatz von Histon-Deacetylase-Inhibitoren

Die epigenetische Regulation der Genexpression ist ein hochkomplexer biologischer Mechanismus, der es ermöglicht, bestimmte Gene an- oder auszuschalten, ohne dabei die zugrunde liegende DNA-Sequenz zu verändern. Eine zentrale Rolle in diesem Prozess spielen die **Histon-Deacetylasen (HDAC)**, die an der Modifikation der Chromatinstruktur beteiligt sind. Durch die Entfernung von Acetylgruppen von Histonproteinen bewirken diese Enzyme eine Verdichtung der Chromatinstruktur, was die Transkription von Genen erschwert und deren Aktivität unterdrückt. Dieser Mechanismus ist bei der Arthrose von besonderer Bedeutung, da zahlreiche chondroprotektive und antiinflammatorische Gene durch eine solche epigenetische Repression in ihrer Funktion eingeschränkt sein können.

HDAC-Inhibitoren verhindern gezielt die Entfernung von Acetylgruppen von Histonen, was zu einer „offenen" Chromatinstruktur führt und die Transkription zuvor unterdrückter Gene erleichtert. Auf diese Weise kann die Expression von Genen gefördert werden, die entzündungshemmende, antioxidative und knorpelschützende Eigenschaften besitzen. Darüber hinaus modulieren HDAC-Inhibitoren auch die Aktivität von Transkriptionsfaktoren und regulatorischen Proteinen, die direkt an der Pathophysiologie der Arthrose beteiligt sind.

Substanzen wie **Vorinostat** und **Trichostatin A** werden derzeit intensiv in präklinischen Modellen hinsichtlich ihrer Fähigkeit untersucht, entzündliche Prozesse im Gelenk zu hemmen, die Aktivität kataboler Enzyme wie Matrix-Metalloproteinasen zu reduzieren und regenerative Prozesse im Knorpelgewebe zu fördern. Erste experimentelle Daten zeigen, dass diese Substanzen die Synthese knorpelprotektiver Matrixkomponenten anregen, die Apoptose von Chondrozyten hemmen und proinflammatorische Signalwege wie den NF-κB-Signalweg modulieren können.

Trotz dieser vielversprechenden Erkenntnisse ist der klinische Einsatz von HDAC-Inhibitoren zur Behandlung der Arthrose noch nicht etabliert. Derzeit konzentriert sich die Forschung darauf, Substanzen zu entwickeln, die eine gezielte Wirkung auf das Gelenkgewebe entfalten, ohne dabei systemische Nebenwirkungen auszulösen. Insbesondere lokale Applikationsformen und die Entwicklung gewebespezifischer HDAC-Inhibitoren stehen im Fokus, um eine hohe therapeutische Wirksamkeit bei minimaler Toxizität zu gewährleisten. Langfristig könnte der gezielte Einsatz von HDAC-Inhibitoren ein wichtiger Baustein in der personalisierten, kausal orientierten Arthrosetherapie werden.

5.5.2 DNA-Methylierungsmodulatoren zur Genexpressionsteuerung

Ein weiterer vielversprechender Ansatz in der epigenetischen Regulation ist die gezielte **Modulation der DNA-Methylierung**, die einen entscheidenden Einfluss auf die Genexpression hat. Die Methylierung von Cytosinbasen, insbesondere an den sogenannten CpG-Inseln in den Promotorregionen von Genen, führt zu einer repressiven Chromatinstruktur und damit zu einer verringerten Genaktivität. Bei der Arthrose konnte nachgewiesen werden, dass es sowohl zu einer **Hypermethylierung** von Genen kommt, die für chondroprotektive und antiinflammatorische Faktoren kodieren, als auch zu einer **Hypomethylierung** von Genen, die katabole und entzündungsfördernde Prozesse aktivieren.

Dieses epigenetische Ungleichgewicht trägt erheblich zur Progression der Arthrose bei, da wichtige Schutzmechanismen des Knorpelgewebes deaktiviert und schädliche Abbauprozesse verstärkt werden. Der therapeutische Ansatz besteht darin, durch gezielte **Demethylierung** die Reaktivierung schützender Gene zu erreichen und so regenerative Prozesse im Gelenk zu fördern.

Substanzen wie **5-Azacytidin** und verwandte demethylierende Wirkstoffe wurden ursprünglich in der Onkologie entwickelt, um die Expression von Tumorsuppressorgenen in malignen Zellen wiederherzustellen. Auch im Kontext der Arthrose zeigen experimentelle Modelle, dass eine gezielte Demethylierung von Promotorregionen chondroprotektiver Gene die Regeneration des Knorpels unterstützen und die Synthese von Matrixbestandteilen wie Kollagen Typ II und Proteoglykanen fördern kann.

Allerdings ist die therapeutische Anwendung dieser Substanzen im Bereich der Arthrose bislang stark limitiert, da sie eine ausgeprägte **zytotoxische Wirkung** besitzen und eine unspezifische Demethylierung auch in gesunden Geweben hervorrufen, was erhebliche Nebenwirkungen nach sich ziehen kann. Derzeit ist der Einsatz dieser Wirkstoffe deshalb auf die Behandlung schwerer onkologischer Erkrankungen beschränkt.

Die aktuelle Forschung verfolgt das Ziel, spezifische Modulatoren zu entwickeln, die eine **selektive Beeinflussung der Methylierung krankheitsrelevanter Gene** im Gelenk ermöglichen, ohne systemische Toxizität zu verursachen. Dabei werden innovative Konzepte wie die Entwicklung von gezielten DNA-Methyltransferase-Inhibitoren oder die Kombination mit hochspezifischen Trägersystemen untersucht, die eine lokale Freisetzung im Gelenk gewährleisten. Auch die Kombination mit anderen epigenetischen Modulatoren wird als vielversprechender Ansatz zur Wiederherstellung der gestörten Genexpression im arthrotischen Gelenk betrachtet.

Langfristig könnte die präzise Steuerung der DNA-Methylierung ein wichtiger Bestandteil innovativer und personalisierter Therapiestrategien werden, die auf eine nachhaltige Wiederherstellung der Gelenkhomöostase abzielen und den Krankheitsverlauf der Arthrose maßgeblich positiv beeinflussen.

5.6 Literaturverzeichnis (Kapitel 5)

Berenbaum, F. (2013). Targeting cytokines in osteoarthritis: A critical review of the current status and future prospects. *Drugs & Aging*, 30(3), 193–201.
https://doi.org/10.1007/s40266-013-0053-8

Chevalier, X., Eymard, F., & Richette, P. (2013). Biologic agents in osteoarthritis: Hopes and disappointments. *Nature Reviews Rheumatology*, 9(7), 400–410. https://doi.org/10.1038/nrrheum.2013.44

Cohen, S. P., Vase, L., & Hooten, W. M. (2021). Chronic pain: An update on burden, best practices, and new advances. *The Lancet*, 397(10289), 2082–2097. https://doi.org/10.1016/S0140-6736(21)00393-7

Felson, D. T. (2020). Osteoarthritis as a disease of mechanics. *Osteoarthritis and Cartilage*, 28(1), 1–9. https://doi.org/10.1016/j.joca.2019.07.011

Goldring, M. B., & Otero, M. (2011). Inflammation in osteoarthritis. *Current Opinion in Rheumatology*, 23(5), 471–478. https://doi.org/10.1097/BOR.0b013e328349c2b1

Hunter, D. J., Bierma-Zeinstra, S., & Carr, A. J. (2019). Osteoarthritis. *The Lancet*, 393(10182), 1745–1759. https://doi.org/10.1016/S0140-6736(19)30417-9

Li, X., Wang, Y., & Wang, K. (2021). Advances in the epigenetic regulation of osteoarthritis. *Bone Research*, 9(1), 1–15. https://doi.org/10.1038/s41413-021-00149-4

Neogi, T. (2013). The epidemiology and impact of pain in osteoarthritis. *Osteoarthritis and Cartilage*, 21(9), 1145–1153. https://doi.org/10.1016/j.joca.2013.03.018

Robinson, W. H., Lepus, C. M., Wang, Q., et al. (2016). Low-grade inflammation as a key mediator of the pathogenesis of osteoarthritis. *Nature Reviews Rheumatology*, 12(10), 580–592. https://doi.org/10.1038/nrrheum.2016.136

Wang, T., & He, C. (2018). Pro-inflammatory cytokines: The link between obesity and osteoarthritis. *Cytokine & Growth Factor Reviews*, 44, 38–50. https://doi.org/10.1016/j.cytogfr.2018.10.002

Wittenauer, R., Smith, L., & Aden, K. (2013). Background Paper 6.12: Osteoarthritis. *World Health Organization*.

Zhang, W., Moskowitz, R. W., Nuki, G., et al. (2010). OARSI recommendations for the management of hip and knee osteoarthritis: Part III. *Osteoarthritis and Cartilage*, 18(4), 476–499. https://doi.org/10.1016/j.joca.2010.01.013

6. Zell- und molekularbiologische Therapien

6.1 Grundlagen der regenerativen Medizin bei Arthrose

6.1.1 Prinzipien der Gewebe- und Zellregeneration

Die regenerative Medizin verfolgt einen grundlegend kurativen Ansatz, der darauf abzielt, geschädigtes Gewebe nicht lediglich symptomatisch zu behandeln, sondern dessen strukturelle und funktionelle Integrität durch aktive Regenerationsprozesse wiederherzustellen. Im Kontext der Arthrose liegt der therapeutische Schwerpunkt insbesondere auf der Rekonstruktion der hyalinen Knorpelmatrix sowie der Wiederherstellung der biomechanischen und funktionellen Eigenschaften des betroffenen Gelenks. Hierbei wird versucht, die degenerativen Veränderungen des Gelenkknorpels durch gezielte Beeinflussung zellulärer und molekularer Prozesse umzukehren oder zumindest zu verlangsamen.

Die Grundlage dieser regenerativen Prozesse bildet die Fähigkeit spezialisierter Zellen, insbesondere mesenchymaler Stammzellen und chondrogener Vorläuferzellen, neue funktionale Gewebestrukturen zu synthetisieren. Dabei spielen nicht nur die proliferativen Kapazitäten dieser Zellen eine entscheidende Rolle, sondern auch ihre Fähigkeit zur Differenzierung in spezifische Zelllinien, die die Neubildung von funktionellem Knorpelgewebe ermöglichen. Ergänzend hierzu ist die gezielte Aktivierung intrazellulärer Signaltransduktionswege erforderlich, die Prozesse wie Matrixsynthese,

Zellstoffwechsel und Zytokinproduktion steuern. Zu den wichtigsten molekularen Signalwegen zählen hierbei der TGF-β/Smad-Signalweg, der Wnt/β-Catenin-Signalweg sowie der PI3K/Akt/mTOR-Signalweg, die jeweils essenzielle Funktionen bei der Steuerung von Zellproliferation, Differenzierung und Matrixproduktion übernehmen.

Ein zentrales Element der Gewebe- und Zellregeneration ist darüber hinaus die Bereitstellung eines geeigneten mikrostrukturellen und biochemischen Milieus, das die regenerativen Prozesse optimal unterstützt. Hier kommen bioaktive Trägermaterialien, sogenannte Scaffolds, zum Einsatz, die nicht nur als strukturelle Stützgerüste für die Ansiedlung und Organisation von Zellen dienen, sondern zugleich gezielt Wachstumsfaktoren freisetzen und mechanische sowie biochemische Signale vermitteln. Diese Trägermaterialien können je nach therapeutischem Ziel resorbierbar oder dauerhaft implantierbar sein und bestehen häufig aus Materialien wie Kollagen, Hyaluronsäure, Poly-Lactid (PLA) oder bioaktiven Keramiken.

Eine erfolgreiche Regeneration setzt zudem die ausreichende Versorgung des Gewebes mit essenziellen Wachstumsfaktoren voraus, die als molekulare Steuerungselemente die Proliferation, Differenzierung und Matrixsynthese der Zellen regulieren. Zu den wichtigsten dieser Faktoren zählen der Transforming Growth Factor-beta (TGF-β), der die chondrogene Differenzierung maßgeblich beeinflusst, der Fibroblast Growth Factor (FGF), der die Zellproliferation fördert, sowie der Vascular Endothelial Growth Factor (VEGF), der die Bildung von Blutgefäßen im umgebenden Gewebe unterstützt und damit die notwendige Nährstoff- und Sauerstoffversorgung gewährleistet. Insbesondere TGF-β spielt eine herausragende Rolle in der Steuerung der chondrogenen Matrixsynthese, indem es die Expression von Kollagen Typ II und Aggrecan, den beiden Hauptkomponenten der Knorpelmatrix, stimuliert.

6.1.2 Anforderungen an biokompatible Zelltherapien

Für den erfolgreichen klinischen Einsatz zellbasierter Therapien im Bereich der Knorpelregeneration müssen die eingesetzten Zellen besonders hohen Anforderungen genügen. Neben einem ausgeprägten Differenzierungspotenzial und einer hohen proliferativen Kapazität ist vor allem die uneingeschränkte Biokompatibilität entscheidend, um immunologische Abstoßungsreaktionen und entzündliche Prozesse im Empfängergewebe zu vermeiden.

Ein zentrales Kriterium stellt die immunologische Verträglichkeit der eingesetzten Zellen dar. Idealerweise stammen diese aus autologen Quellen, also direkt aus dem Gewebe des Patienten, um die Gefahr immunologischer Komplikationen und Transplantatabstoßung vollständig auszuschließen. In Fällen, in denen allogene (fremde menschliche) oder xenogene (tierische) Zellquellen verwendet werden, müssen umfassende immunologische Sicherheitsmaßnahmen ergriffen werden. Dazu gehören unter anderem die präzise HLA-Typisierung und die Anwendung von Immunmodulatoren, um eine immunologische Inkompatibilität und die damit verbundenen Abstoßungsreaktionen zu verhindern.

Ein weiteres zentrales Kriterium ist die Fähigkeit der Zellen, sich zuverlässig in chondrogene Zelllinien zu differenzieren und stabile, funktionell belastbare Knorpelmatrix zu bilden. Hierbei wird insbesondere die Synthese von Kollagen Typ II und Aggrecan gefordert, da diese Strukturproteine für die biomechanischen Eigenschaften des Gelenkknorpels unerlässlich sind. Gleichzeitig muss eine dauerhafte Stabilität des regenerierten Gewebes gewährleistet sein, ohne dass eine Tendenz zur Entartung oder zur Ausbildung von tumorähnlichen Zellverbänden entsteht.

Von entscheidender Bedeutung ist zudem die Sicherstellung der mechanischen Belastbarkeit der neu gebildeten Knorpelmatrix. Da der Gelenkknorpel hohen mechanischen Beanspruchungen ausgesetzt ist, müssen die regenerierten Gewebe die erforderlichen biomechanischen Eigenschaften aufweisen, um langfristig funktional zu bleiben. Diese Anforderung stellt besonders hohe Ansprüche an die Qualität der Matrixsynthese und die korrekte räumliche Organisation der neugebildeten extrazellulären Matrix.

Ideal sind daher autologe Zellquellen wie mesenchymale Stammzellen aus dem Knochenmark, Fettgewebe oder der Synovialmembran. Diese zeichnen sich durch eine hohe Differenzierungsfähigkeit und eine ausgezeichnete Biokompatibilität aus. Allogene Zelltransplantationen erfordern dagegen eine strenge immunologische Überwachung. Xenogene Zelltherapien befinden sich aufgrund erheblicher immunologischer Risiken und ethischer Bedenken derzeit noch weitgehend im präklinischen Forschungsstadium.

6.2 Stammzelltherapie

6.2.1 Mesenchymale Stammzellen: Gewinnung, Aufbereitung und klinischer Einsatz

Mesenchymale Stammzellen (MSCs) sind multipotente adulte Stammzellen, die sich durch ihre hohe Plastizität und ihre Fähigkeit auszeichnen, sich in verschiedene mesodermale Zelllinien zu differenzieren. Insbesondere ihre chondrogene, osteogene und adipogene Differenzierung macht sie zu einem vielversprechenden therapeutischen Werkzeug in der regenerativen Medizin und im Besonderen in der Behandlung von Arthrose.

Die Gewinnung von MSCs erfolgt je nach gewünschter Zellqualität und -charakteristik aus verschiedenen Gewebequellen. Am häufigsten werden sie aus dem Knochenmark gewonnen, da diese Quelle bereits seit Jahrzehnten gut erforscht ist. Die Entnahme erfolgt dabei mittels Knochenmarkaspiration, zumeist aus dem Beckenkamm unter sterilen Bedingungen. Eine alternative und zunehmend populäre Methode stellt die Gewinnung aus dem Fettgewebe dar, das über eine Liposuktion gewonnen wird. Fettgewebe bietet den Vorteil einer hohen Zellzahl bei relativ einfacher Gewinnung. Weitere relevante Gewebequellen sind die Nabelschnur, insbesondere Wharton's Jelly, sowie die Synovialmembran, die aufgrund ihrer Nähe zum Gelenk eine besonders hohe Affinität zur chondrogenen Differenzierung aufweist.

Nach der Isolierung der Zellen folgt die Aufbereitung in spezialisierten Zellkulturlaboren. Hier werden die MSCs in vitro expandiert, das heißt, sie werden unter kontrollierten Bedingungen vermehrt, wobei streng auf die Erhaltung ihrer Differenzierungsfähigkeit und Vitalität geachtet wird. Eine kritische Phase stellt die Reinigung der Zellpopulation dar, um unerwünschte Zelltypen und potenziell proinflammatorische Zellen zu entfernen. Die Aufbereitung schließt mit der Charakterisierung der Zellen, bei der anhand von Oberflächenmarkern wie CD73, CD90 und CD105 die Identität der MSCs bestätigt wird, während hämatopoetische Marker wie CD34 und CD45 negativ sein müssen.

Der klinische Einsatz von MSCs erfolgt überwiegend über die direkte intraartikuläre Injektion in das betroffene Gelenk. Ziel dieser Applikation ist es, dass die Stammzellen entweder direkt an der Regeneration des Knorpelgewebes beteiligt sind, indem sie sich in Chondrozyten differenzieren, oder – was weitaus häufiger der Fall ist – durch die Freisetzung von Wachstumsfaktoren und Zytokinen eine regenerative Mikroumgebung schaffen. Dieser sogenannte parakrine Effekt bewirkt eine Modulation des lokalen Entzündungsgeschehens, die Hemmung kataboler Enzyme und die Aktivierung endogener Regenerationsprozesse.

Obwohl präklinische Studien und erste klinische Anwendungen vielversprechende Ergebnisse hinsichtlich Schmerzlinderung und Funktionsverbesserung zeigen, ist die tatsächliche Fähigkeit der MSCs, voll funktionsfähigen hyalinen Knorpel zu regenerieren, bislang nicht abschließend belegt. Langfristige kontrollierte Studien sind erforderlich, um den therapeutischen Stellenwert von MSCs in der Arthrosetherapie endgültig zu definieren.

6.2.2 Induzierte pluripotente Stammzellen (iPS): Potenziale und Risiken

Die Entdeckung der induzierten pluripotenten Stammzellen (iPS-Zellen) durch Shinya Yamanaka im Jahr 2006 stellte einen bahnbrechenden Fortschritt in der regenerativen Medizin dar. Durch die Reprogrammierung somatischer Körperzellen in einen pluripotenten embryonalen Zustand können iPS-Zellen theoretisch zu jeder Zellart des menschlichen Körpers differenzieren. Diese Eigenschaft eröffnet neue Perspektiven für die patientenspezifische Geweberegeneration, da aus den körpereigenen Zellen des Patienten funktionale Chondrozyten generiert werden können, die für die gezielte Knorpelregeneration eingesetzt werden.

Der besondere Vorteil der iPS-Technologie liegt in der Möglichkeit, maßgeschneiderte Zelltherapien zu entwickeln, die eine vollständige immunologische Verträglichkeit aufweisen. Im Gegensatz zu embryonalen Stammzellen unterliegen iPS-Zellen zudem keinen ethischen Restriktionen, da sie ohne die Zerstörung von Embryonen gewonnen werden.

Gleichzeitig sind mit der Nutzung von iPS-Zellen erhebliche Risiken verbunden. Einer der kritischsten Aspekte ist die genetische Instabilität dieser Zellen. Die Reprogrammierung somatischer Zellen erfolgt durch die gezielte Expression bestimmter Transkriptionsfaktoren wie Oct4, Sox2, Klf4 und c-Myc. Insbesondere der Einsatz von c-Myc, einem bekannten Onkogen, birgt das Risiko, unkontrollierte Zellproliferation zu induzieren, was in der Bildung von Tumorgewebe, insbesondere Teratomen, resultieren kann.

Daher sind für den klinischen Einsatz von iPS-Zellen besonders strenge Sicherheitsprüfungen erforderlich. Dazu zählen umfassende genetische Stabilitätsanalysen, Tumorigenitätsstudien und eine präzise Kontrolle der Differenzierungsprotokolle, um sicherzustellen, dass keine undifferenzierten oder entarteten Zellen transplantiert werden. Aktuell befindet sich die Anwendung von iPS-Zellen in der Arthrosebehandlung noch im experimentellen Stadium, obwohl erste präklinische Studien die Machbarkeit und das regenerative Potenzial bereits demonstriert haben. Eine breite klinische Anwendung ist jedoch erst nach dem Nachweis langfristiger Sicherheit zu erwarten.

6.2.3 Allogene vs. autologe Stammzelltherapie

In der regenerativen Medizin wird zwischen autologen und allogenen Stammzelltherapien unterschieden, wobei beide Ansätze spezifische Vor- und Nachteile aufweisen.

Die autologe Stammzelltherapie nutzt Stammzellen, die aus dem eigenen Körper des Patienten gewonnen werden. Diese Methode bietet den entscheidenden Vorteil einer exzellenten immunologischen Verträglichkeit, da die transplantierten Zellen vom Immunsystem als körpereigen erkannt werden. Dadurch entfällt die Notwendigkeit einer immunsuppressiven Therapie, die mit erheblichen Nebenwirkungen und Risiken verbunden sein kann. Zudem ist das Risiko der Übertragung von Infektionserregern bei autologen Zellen minimal. Ein Nachteil dieser Methode besteht jedoch in der begrenzten Verfügbarkeit von Stammzellen, insbesondere bei älteren

Patienten oder bei Patienten mit schweren Grunderkrankungen, bei denen die Zellqualität eingeschränkt sein kann.

Die allogene Stammzelltherapie verwendet Zellen von gesunden Spendern, was eine standardisierte Zellproduktion in hoher Qualität und Verfügbarkeit ermöglicht. Diese Methode bietet den Vorteil, dass Zellen unter optimalen Bedingungen vorbereitet und in großen Mengen für den sofortigen Einsatz bereitgestellt werden können. Allerdings besteht ein signifikantes Risiko immunologischer Abstoßungsreaktionen, das eine sorgfältige immunologische Abstimmung zwischen Spender und Empfänger erfordert. In vielen Fällen sind zudem immunsuppressive Maßnahmen notwendig, die das Risiko von Infektionen und anderen Nebenwirkungen erhöhen.

Aktuelle klinische Studien befassen sich intensiv mit dem Vergleich beider Therapieansätze, um die langfristigen Wirksamkeiten, Sicherheitsprofile und praktischen Anwendbarkeiten zu evaluieren. Erste Ergebnisse deuten darauf hin, dass bei sorgfältiger immunologischer Auswahl des Spenders und gezielter Modifikation der Zellen auch die allogene Stammzelltherapie eine vielversprechende und praktikable Option für die Knorpelregeneration darstellen kann. Zukünftig könnten zudem genetisch modifizierte, hypoimmunogene Stammzellen zum Einsatz kommen, die das Risiko immunologischer Reaktionen weiter minimieren.

6.3 Chondrozyten-Transplantationen und Tissue Engineering

6.3.1 Autologe Chondrozytenimplantation (ACI): Techniken der ersten bis dritten Generation

Die autologe Chondrozytenimplantation (ACI) ist ein etabliertes Verfahren zur biologischen Knorpelregeneration, das sich insbesondere bei umschriebenen Knorpeldefekten bewährt hat.

- **Erste Generation:**
  Hierbei werden patienteneigene Chondrozyten arthroskopisch aus einem nicht belasteten Gelenkareal entnommen, in vitro expandiert und anschließend unter einer aufgenähten Periostmembran in den Defekt implantiert. Die Methode zeigte zwar erste Erfolge, war jedoch durch eine hohe Rate an Hypertrophien der transplantierten Zellen und eine ungleichmäßige Matrixbildung limitiert.

- **Zweite Generation:**
  Diese verbesserte Technik verwendet bioresorbierbare Kollagenmembranen anstelle des Periosts, wodurch die Hypertrophieproblematik reduziert werden konnte. Die Membran bietet zudem eine bessere Kontrolle der Zellverteilung und eine stabilere Matrixstruktur.

- **Dritte Generation (Matrix-assoziierte Chondrozytenimplantation, MACI):**
  Hierbei werden die kultivierten Chondrozyten

bereits vor der Implantation in eine dreidimensionale Trägermatrix eingebracht. Diese Matrix gewährleistet eine gleichmäßige Verteilung der Zellen, verbessert deren Differenzierung und erleichtert die Integration in das umgebende Gewebe.

Langzeitstudien bestätigen, dass die dritte Generation der ACI zu signifikant besseren funktionellen Ergebnissen führt und die Revisionsraten im Vergleich zu den früheren Techniken deutlich gesenkt werden konnten.

6.3.2 Entwicklung bioaktiver Gerüste (Scaffolds)

Ein entscheidender Faktor für den Erfolg von Tissue-Engineering-Verfahren ist die Entwicklung geeigneter Trägermaterialien (Scaffolds), die die Zellen mechanisch stützen, die Geweberegeneration fördern und biologisch abbaubar sind.

Moderne Scaffolds bestehen aus natürlichen Polymeren wie Kollagen, Hyaluronsäure oder Fibrin sowie synthetischen Materialien wie Polylactid (PLA) und Polyglycolid (PGA).

Darüber hinaus werden bioaktive Scaffolds entwickelt, die mit Wachstumsfaktoren und Signalproteinen angereichert sind, um die Differenzierung der implantierten Zellen gezielt zu steuern.

Eine besonders innovative Entwicklung ist der Einsatz von „Smart Scaffolds", die je nach physiologischen Bedingungen ihre physikochemischen Eigenschaften anpassen und damit die Zellproliferation und -differenzierung aktiv unterstützen.

6.3.3 3D-Bioprinting in der Knorpelregeneration

Der 3D-Bioprinting-Ansatz ermöglicht die Herstellung patientenspezifischer, dreidimensionaler Knorpelstrukturen aus lebenden Zellen und biokompatiblen Materialien.

Diese Technologie erlaubt es, die natürliche Architektur des Gelenkknorpels präzise nachzubilden und Zellen gezielt in idealer räumlicher Anordnung zu positionieren.

Aktuelle Forschungsansätze konzentrieren sich darauf, geeignete Bioinks zu entwickeln, die sowohl eine hohe Zellvitalität als auch die notwendige mechanische Stabilität des Knorpelgewebes gewährleisten.

Obwohl sich das 3D-Bioprinting noch in der experimentellen Phase befindet, werden erste klinische Pilotanwendungen bereits durchgeführt, insbesondere bei jungen Patienten mit fokalen Knorpelschäden.

6.4 Einsatz von Exosomen und Mikrovesikeln

6.4.1 Biologische Funktionen von Exosomen in der Knorpelregeneration

Exosomen sind nanoskalige, membranbegrenzte extrazelluläre Vesikel mit einem Durchmesser von etwa 30 bis 150 Nanometern, die von nahezu allen Zelltypen aktiv freigesetzt werden. Sie entstehen im endosomalen Kompartiment der Zelle durch die Fusion multivesikulärer Körperchen mit der Plasmamembran. Aufgrund ihrer geringen Größe und spezifischen molekularen Ausstattung übernehmen Exosomen eine zentrale Rolle in der interzellulären Kommunikation. Sie transportieren eine Vielzahl bioaktiver Moleküle, darunter Proteine, Lipide, messenger-Ribonukleinsäuren (mRNA) sowie regulatorische Mikro-Ribonukleinsäuren (microRNA), die in Zielzellen spezifische Signaltransduktionsprozesse auslösen können.

Im Kontext der Knorpelregeneration gewinnen Exosomen zunehmend an Bedeutung, da sie in der Lage sind, regenerative und protektive Signale gezielt an chondrale Gewebe zu übermitteln. Insbesondere können sie die Proliferation von Chondrozyten, also den knorpelbildenden Zellen, stimulieren und gleichzeitig deren Differenzierung in einen stabilen, funktionsfähigen Phänotyp fördern. Darüber hinaus sind Exosomen in der Lage, degenerative Prozesse zu modulieren, indem sie katabole Enzyme wie Matrix-Metalloproteinasen hemmen, die den Abbau der extrazellulären Knorpelmatrix fördern. Dieser protektive Mechanismus trägt wesentlich zur Erhaltung der Knorpelhomöostase bei und verhindert die fortschreitende Degeneration des Gelenkknorpels.

Besondere Aufmerksamkeit gilt den Exosomen mesenchymaler Stammzellen (MSC-Exosomen), da diese in präklinischen Studien ein hohes therapeutisches Potenzial gezeigt haben. Sie fördern nicht nur die Regeneration des Knorpelgewebes, sondern wirken darüber hinaus entzündungsmodulierend, indem sie die Expression proinflammatorischer Zytokine wie Tumor-Nekrose-Faktor-Alpha (TNF-α) und Interleukin-1β (IL-1β) signifikant reduzieren. Diese Zytokine spielen eine Schlüsselrolle bei der Entstehung und dem Fortschreiten entzündlicher und degenerativer Gelenkerkrankungen. Gleichzeitig konnte nachgewiesen werden, dass MSC-Exosomen die Aktivität antiinflammatorischer Mediatoren wie Interleukin-10 (IL-10) erhöhen, was zu einer Reduktion des entzündlichen Milieus im Gelenkraum beiträgt.

Darüber hinaus beinhalten Exosomen eine Vielzahl von microRNAs, die gezielt die Genexpression in Chondrozyten regulieren und so die Synthese von Strukturproteinen wie Kollagen Typ II und Aggrecan fördern, die für die biomechanische Stabilität des Gelenkknorpels essenziell sind. Diese molekularen Mechanismen unterstreichen die vielschichtige und bedeutende Rolle von Exosomen in der Knorpelregeneration.

6.4.2 Therapeutisches Potenzial und aktuelle Studienlage

Die Anwendung von Exosomen als „zellfreie" Therapieoption stellt einen vielversprechenden Ansatz in der regenerativen Medizin dar und bietet gegenüber klassischen Stammzelltherapien eine Reihe signifikanter Vorteile. Im Gegensatz zur direkten Transplantation lebender Zellen besteht bei der Verwendung von Exosomen ein deutlich geringeres immunologisches Risiko, da diese keine vollständigen Zellstrukturen und damit keine MHC-Komplexe (Major Histocompatibility Complex) enthalten, die eine Immunreaktion auslösen könnten. Somit entfällt die Notwendigkeit aufwändiger Immunsuppressionsregime, wie sie bei zellbasierten Therapien häufig erforderlich sind.

Ein weiterer erheblicher Vorteil liegt in der praktisch ausgeschlossenen Gefahr der Tumorbildung. Während Stammzelltherapien unter bestimmten Umständen mit einer potenziellen Entartung der transplantierten Zellen assoziiert sein können, fehlt Exosomen diese zelluläre Basis, wodurch das Risiko der Tumorentstehung vollständig eliminiert wird.

Darüber hinaus ermöglichen Exosomen eine vergleichsweise einfache Standardisierung und industrielle Produktion. Durch kontrollierte Kultivierung mesenchymaler Stammzellen und standardisierte Extraktions- und Reinigungsverfahren lassen sich Exosomen in reproduzierbarer Qualität und Menge herstellen. Diese Eigenschaften erleichtern die Entwicklung von therapeutischen Präparaten, die den regulatorischen Anforderungen für Arzneimittel entsprechen und langfristig eine breite klinische Anwendung ermöglichen könnten.

Aktuell laufen mehrere klinische Studien, die den therapeutischen Einsatz von MSC-Exosomen bei der Behandlung von Kniearthrose untersuchen. Im Fokus dieser Studien steht in erster Linie die intraartikuläre Applikation von Exosomen, also deren direkte Injektion in den Gelenkraum. Erste Ergebnisse aus Phase-I- und Phase-II-Studien sind vielversprechend: Patienten berichten von einer signifikanten Reduktion arthrosebedingter Schmerzen, gemessen anhand standardisierter Schmerzskalen wie dem Visual Analogue Scale (VAS), sowie einer Verbesserung der Gelenkfunktion und Beweglichkeit. Auch bildgebende Verfahren wie die Magnetresonanztomographie (MRT) deuten auf eine Stabilisierung der Knorpelstruktur hin.

Allerdings sind belastbare Langzeitdaten zur tatsächlichen strukturellen Knorpelregeneration bisher nicht verfügbar. In den meisten Studien liegt der Beobachtungszeitraum bei maximal sechs bis zwölf Monaten, was eine abschließende Beurteilung des regenerativen Potenzials nicht zulässt. Derzeit bleibt der Einsatz von Exosomen somit primär experimenteller Natur, und eine breitere klinische Anwendung wird voraussichtlich erst nach Vorlage umfassender Langzeitstudien erfolgen können. Die gegenwärtige Forschung konzentriert sich daher darauf, die optimalen Dosierungsregime, Applikationsfrequenzen und Langzeitsicherheit dieser vielversprechenden Therapieoption zu definieren.

6.5 Gen- und Gentherapie

6.5.1 Grundlagen der Genmodifikation bei Arthrose

Die Genmodifikation stellt in der modernen Medizin einen innovativen Ansatz zur kausalen Behandlung chronisch-degenerativer Erkrankungen dar, zu denen auch die Arthrose gehört. Im Gegensatz zu symptomatischen Therapien, die lediglich die Beschwerden lindern oder den Krankheitsverlauf verlangsamen, zielt die Genmodifikation darauf ab, die krankheitsverursachenden molekularen Mechanismen direkt zu beeinflussen. Im Zentrum dieses therapeutischen Konzepts steht die gezielte Veränderung krankheitsrelevanter Gene, um entweder pathologische Prozesse zu unterbinden oder körpereigene regenerative Kapazitäten zu reaktivieren.

In der aktuellen Arthroseforschung werden zwei grundlegende Strategien der Genmodifikation verfolgt, die in ihrer Zielsetzung diametral entgegengesetzt sind, aber beide das Ziel verfolgen, das gestörte Gleichgewicht zwischen Gewebeabbau und Gewebeaufbau im Knorpelgewebe wiederherzustellen.

Die erste Strategie ist die Gen-Suppression, bei der schädliche katabole Signalwege gezielt gehemmt werden. Dies erfolgt durch die Blockade von Genen, die für den Abbau der extrazellulären Knorpelmatrix verantwortlich sind. Zu den zentralen Angriffspunkten gehören Gene, die die Expression von Matrix-Metalloproteinasen wie MMP-1, MMP-3 und vor allem MMP-13 steuern. Diese Enzyme spielen eine entscheidende Rolle beim Abbau von Kollagen Typ II und Aggrecan, den Hauptbestandteilen der Knorpelmatrix. Zusätzlich werden Gene ins Visier genommen, die für proinflammatorische Zytokine wie Interleukin-1β und Tumornekrosefaktor-α kodieren, da diese Entzündungsmediatoren den katabolen Prozess weiter verstärken und die Regeneration hemmen.

Die zweite Strategie ist das Gen-Enhancement, bei dem gezielt anabole, also aufbauende Prozesse gefördert werden sollen. Hierbei liegt der Fokus auf der Überexpression von Genen, die die Synthese von Kollagen Typ II und Aggrecan stimulieren. Beide Substanzen sind essenziell für die mechanische Belastbarkeit und die strukturelle Integrität des Gelenkknorpels. Ergänzend wird versucht, antiinflammatorische Zytokine wie Interleukin-10 vermehrt zur Expression zu bringen, da diese die Entzündungsreaktion im Gelenk dämpfen und dadurch ein günstiges Regenerationsmilieu schaffen können.

Langfristig soll durch diese genetischen Interventionen eine strukturelle und funktionelle Verbesserung des degenerierten Knorpelgewebes erreicht werden, wodurch nicht nur die Symptome gelindert, sondern auch der Krankheitsverlauf nachhaltig beeinflusst werden kann.

6.5.2 Einsatz viraler Vektoren zur Genübertragung

Die erfolgreiche Umsetzung genetischer Therapiekonzepte setzt voraus, dass therapeutische Gene effizient, sicher und zielgerichtet in die betroffenen Knorpelzellen eingebracht werden. Hierzu haben sich in der biomedizinischen Forschung virale Vektoren als besonders leistungsfähige Transportvehikel etabliert, da Viren von Natur aus eine hohe Fähigkeit besitzen, genetisches Material in Zellen einzuschleusen.

In der Arthroseforschung werden vor allem drei Hauptklassen viraler Vektoren eingesetzt, die sich hinsichtlich ihrer biologischen Eigenschaften, ihrer Sicherheitsprofile und ihrer Wirksamkeit deutlich unterscheiden.

Adenoviren werden aufgrund ihrer hohen Transfektionseffizienz und der starken, wenn auch zeitlich begrenzten Genexpression häufig verwendet. Sie sind in der Lage, sowohl ruhende als auch teilungsaktive Zellen zu infizieren, was insbesondere bei den weitgehend postmitotischen Chondrozyten von Vorteil ist. Ein Nachteil der Adenoviren liegt allerdings in der starken immunologischen Reaktion, die sie im Empfängerorganismus auslösen können, was die Dauer der Genexpression und die Anwendbarkeit in vivo erheblich einschränkt.

Lentiviren bieten den Vorteil, dass sie das therapeutische Genmaterial stabil in das Genom der Zielzellen integrieren. Diese Integration ermöglicht eine langanhaltende und stabile Expression des gewünschten Gens, was insbesondere bei chronischen Erkrankungen wie der Arthrose von Vorteil ist. Allerdings birgt diese Integrationsfähigkeit auch das Risiko der Genominstabilität, da unbeabsichtigte Einfügungen in kritische Genomregionen zu onkogenen Transformationen oder anderen schwerwiegenden Störungen führen können.

Adeno-assoziierte Viren (AAV) gelten als die sicherste Vektorvariante, da sie nur sehr geringe immunologische Reaktionen hervorrufen und ihr genetisches Material meist episomal, also außerhalb des Zellkerns, verbleibt. Dadurch wird das Risiko einer genomischen Instabilität deutlich reduziert. Der Nachteil der AAV-Systeme besteht jedoch in der begrenzten Kapazität für genetisches Material, wodurch sie nur für relativ kleine Gene oder regulatorische Elemente eingesetzt werden können.

Trotz dieser vielversprechenden Ansätze ist der Einsatz viraler Vektoren immer noch mit bedeutenden Risiken verbunden. Neben den bereits genannten immunologischen und genetischen Gefahren bestehen Unsicherheiten hinsichtlich der Kontrolle der Genexpression, der Langzeitfolgen einer genetischen Modifikation sowie der möglichen unbeabsichtigten Aktivierung von Zellproliferation, die das Risiko tumoröser

Entartungen birgt. Daher arbeiten zahlreiche Forschungsgruppen weltweit an der Entwicklung weiter verbesserter, zielgerichteter und sicherer Vektorsysteme, die den therapeutischen Nutzen maximieren und die Risiken minimieren.

6.5.3 CRISPR/Cas9-Technologie in der Arthroseforschung

Die CRISPR/Cas9-Technologie gilt derzeit als eine der revolutionärsten Methoden der molekularen Genom-Editierung. Sie ermöglicht präzise, hochspezifische und effiziente Eingriffe in das Erbgut lebender Zellen. Das System basiert auf einer ursprünglich bakteriellen Abwehrstrategie gegen Viren und wurde in den letzten Jahren für medizinische Anwendungen adaptiert. Es erlaubt die gezielte Inaktivierung (Knock-Out) von krankheitsfördernden Genen oder die gezielte Modifikation und Aktivierung (Knock-In) von Genen, die regenerative Prozesse unterstützen.

In der Arthroseforschung eröffnet die Anwendung von CRISPR/Cas9 völlig neue therapeutische Perspektiven. Insbesondere wird daran gearbeitet, katabole Signalwege durch gezielte Geninaktivierung zu blockieren. Ein Beispiel hierfür ist das gezielte Ausschalten des Gens, das für die Matrix-Metalloproteinase 13 (MMP-13) kodiert. MMP-13 ist maßgeblich für den Abbau von Kollagen Typ II verantwortlich und spielt eine zentrale Rolle im fortschreitenden Knorpelabbau bei Arthrose. Durch die gezielte Deaktivierung dieses Gens soll der pathologische Knorpelabbau verlangsamt oder im Idealfall vollständig gestoppt werden.

Parallel dazu wird die Möglichkeit erforscht, regenerative Prozesse aktiv zu fördern. Hierbei konzentriert sich die Forschung auf die gezielte Aktivierung von Genen, die für den Aufbau der extrazellulären Matrix und die Synthese von antiinflammatorischen Faktoren verantwortlich sind. Auch hier kommt die CRISPR-Technologie zum Einsatz, um Gene zu reaktivieren, die im degenerativen Milieu der Arthrose in ihrer Funktion gehemmt sind.

Trotz der enormen therapeutischen Potenziale birgt die Anwendung dieser Technologie erhebliche sicherheitstechnische und ethische Herausforderungen. Die größte Sorge besteht in den sogenannten Off-Target-Effekten, also unbeabsichtigten Veränderungen an Genomstellen, die nicht Ziel der Modifikation sind. Solche Veränderungen können unvorhersehbare biologische Konsequenzen haben, die von harmlosen bis hin zu schwerwiegenden pathologischen Effekten reichen. Zudem bestehen ethische Bedenken hinsichtlich der dauerhaften Veränderung des menschlichen Erbguts und der möglichen Weitergabe solcher Veränderungen an nachfolgende Generationen, sollte eine Keimbahnmodifikation erfolgen.

Derzeit befindet sich die Anwendung der CRISPR/Cas9-Technologie in der Arthrosebehandlung noch im präklinischen Forschungsstadium. Erste experimentelle Ansätze werden in vitro an Zellkulturen und in Tiermodellen getestet, um die Wirksamkeit und Sicherheit dieser Eingriffe zu validieren. Ein klinischer Einsatz am Menschen ist gegenwärtig noch nicht möglich und bleibt ein langfristiges Zukunftsprojekt. Die kommenden Jahre werden zeigen, inwieweit diese Technologie das Potenzial besitzt, die Arthrosebehandlung grundlegend zu verändern und möglicherweise einen echten Durchbruch im Bereich der regenerativen Medizin zu markieren.

6.6 Risiken und ethische Implikationen zellulärer Therapien

6.6.1 Tumorbildungsrisiken bei Stammzelltherapien

Ein zentrales und bislang nicht vollständig beherrschbares Risiko bei der klinischen Anwendung von Stammzelltherapien ist die potenzielle Entstehung von Tumoren. Dieses Risiko ist insbesondere bei der Verwendung von pluripotenten Stammzellen, zu denen sowohl embryonale Stammzellen als auch induzierte pluripotente Stammzellen (iPS-Zellen) zählen, von erheblicher Bedeutung. Pluripotente Stammzellen besitzen die Fähigkeit, sich in nahezu alle Zelltypen des menschlichen Körpers zu differenzieren. Diese hohe Plastizität birgt jedoch auch die Gefahr, dass sie sich unkontrolliert vermehren und dabei entartete Zellpopulationen bilden.

Ein besonderes Risiko stellt die Bildung von sogenannten Teratomen dar. Teratome sind Tumore, die aus Geweben unterschiedlicher Keimblätter bestehen und sich aus undifferenzierten oder nur teilweise differenzierten Stammzellen entwickeln. Diese Tumoren können unterschiedliche Gewebestrukturen wie Haut, Knochen, Nervengewebe oder Drüsen enthalten und sowohl gutartig als auch bösartig sein. Darüber hinaus besteht die Gefahr, dass sich aus instabilen Zellpopulationen aggressive maligne Tumore entwickeln, die schwer behandelbar sind und eine erhebliche Gefährdung für den Patienten darstellen.

Um diese Risiken zu minimieren, ist eine rigorose Qualitätskontrolle der verwendeten Zellpräparate unerlässlich. Die vollständige Differenzierung der Stammzellen in die gewünschte Zelllinie vor der Anwendung ist ein entscheidender Sicherheitsfaktor, um zu verhindern, dass undifferenzierte, potenziell tumorbildende Zellen im Organismus verbleiben. Hierbei kommen moderne Differenzierungsprotokolle zum Einsatz, die unter standardisierten Laborbedingungen eine möglichst vollständige Umwandlung der Stammzellen gewährleisten sollen.

Neben der Differenzierung ist die genetische Stabilitätsprüfung der Zellpräparate von entscheidender Bedeutung. Langzeitkulturen und genetische Modifikationen können zu Mutationen im Genom der Stammzellen führen, die das Risiko einer entarteten Zellproliferation erhöhen. Daher müssen die Zellen vor der therapeutischen Anwendung systematisch auf chromosomale Aberrationen, Mutationen in onkogenen Signalwegen und die Expression krebsassoziierter Gene untersucht werden. Hierbei kommen hochsensitive molekularbiologische Techniken wie die quantitative Polymerasekettenreaktion, die Hochdurchsatz-Sequenzierung sowie spezialisierte Arrays zur Erfassung genomischer Instabilitäten zum Einsatz.

Nur durch die konsequente Umsetzung dieser Qualitäts- und Sicherheitsstandards lässt sich das Risiko einer tumorösen Entartung im Rahmen von Stammzelltherapien auf ein vertretbares Maß reduzieren. Dennoch bleibt das Tumorrisiko ein kritischer Faktor, der die breite klinische Anwendung dieser vielversprechenden Therapien bisher limitiert.

6.6.2 Immunologische Reaktionen und Abstoßungsprozesse

Ein weiteres wesentliches Risiko im Zusammenhang mit Stammzelltherapien sind immunologische Reaktionen, die im ungünstigsten Fall zu einer vollständigen Abstoßung der transplantierten Zellen führen können. Während autologe Zelltherapien, bei denen dem Patienten körpereigene Zellen entnommen, aufbereitet und wieder transplantiert werden, weitgehend immunologisch verträglich sind, stellen allogene Zelltherapien eine erhebliche Herausforderung für das Immunsystem dar.

Bei allogenen Transplantationen, bei denen Zellen von einem fremden Spender stammen, erkennt das Immunsystem die fremden Zellstrukturen als potenzielle Bedrohung. Dies kann zu einer ausgeprägten Immunantwort führen, die sich in lokalen oder systemischen Entzündungsreaktionen äußert und die therapeutische Wirksamkeit der Stammzellbehandlung massiv beeinträchtigt. In schwerwiegenden Fällen kann es zu einer akuten Abstoßung kommen, die mit erheblichen Komplikationen und einem vollständigen Verlust der transplantierten Zellen einhergeht.

Um diese Risiken zu minimieren, werden verschiedene Strategien verfolgt. Eine Möglichkeit besteht in der immunsuppressiven Begleittherapie, bei der das Immunsystem des Patienten pharmakologisch unterdrückt wird. Diese Strategie birgt jedoch erhebliche Nebenwirkungen, darunter eine erhöhte Infektanfälligkeit und ein erhöhtes Risiko für Tumorerkrankungen, weshalb sie langfristig nicht als optimale Lösung angesehen wird.

Aktuelle Forschungsansätze zielen daher darauf ab, die Immunogenität der transplantierten Zellen selbst zu reduzieren. Ein innovativer Ansatz ist die genetische Modifikation der Spenderzellen, um die Expression von Oberflächenmolekülen zu verändern, die für die Immunerkennung entscheidend sind. Hierzu gehört beispielsweise die gezielte Inaktivierung von Genen, die für die Expression des Haupthistokompatibilitätskomplexes (MHC) verantwortlich sind. Auf diese Weise soll verhindert werden, dass die transplantierten Zellen vom Immunsystem des Empfängers als fremd erkannt werden.

Eine weitere vielversprechende Strategie ist der Einsatz sogenannter „Immune-Masking"-Technologien. Dabei werden die Zelloberflächen gezielt so modifiziert, dass immunologisch relevante Strukturen maskiert oder durch biokompatible Materialien abgeschirmt werden. Diese Technologien befinden sich derzeit noch in der experimentellen Phase, zeigen aber in präklinischen Studien vielversprechende Ergebnisse, die eine Reduktion der Immunreaktionen und eine verbesserte Zellakzeptanz erwarten lassen.

Langfristig könnte die Kombination genetischer Modifikationen mit spezifischen Biotechnologien dazu führen, dass allogene Stammzelltherapien auch ohne dauerhafte Immunsuppression sicher und effektiv angewendet werden können.

6.6.3 Ethische Fragestellungen der Gentherapie

Die rasanten Fortschritte in der Gentherapie und der Genmodifikation werfen eine Vielzahl tiefgreifender ethischer Fragestellungen auf, die weit über die rein medizinisch-technische Ebene hinausgehen. Diese betreffen sowohl den Umgang mit der menschlichen Würde und dem Selbstbestimmungsrecht als auch die Frage, welche Eingriffe in die genetische Integrität des Menschen gesellschaftlich und moralisch akzeptabel sind.

Ein besonders kontrovers diskutiertes Thema ist die Keimbahngentherapie, bei der genetische Modifikationen in den Keimzellen eines Menschen vorgenommen werden. Da solche Eingriffe potenziell das Erbgut zukünftiger Generationen dauerhaft verändern, ist diese Form der Gentherapie in den meisten Ländern rechtlich verboten. Die damit verbundenen Risiken und die Unvorhersehbarkeit der langfristigen Folgen machen eine verantwortungsvolle ethische Begründung für solche Maßnahmen derzeit unmöglich. Zudem wird befürchtet, dass die Keimbahngentherapie zu einer gesellschaftlichen Spaltung führen könnte, in der „optimierte" Menschen gezielt gezüchtet werden, was sowohl soziale als auch ethische Grundwerte fundamental infrage stellt.

Auch die somatische Gentherapie, die ausschließlich Körperzellen betrifft und damit keine Auswirkungen auf das Erbgut nachfolgender Generationen hat, ist mit komplexen ethischen Fragestellungen behaftet. Hier stellt sich insbesondere die Frage, wie das Verhältnis zwischen dem potenziellen medizinischen Nutzen und den bislang unzureichend erforschten Langzeitrisiken zu bewerten ist. Die Patienten müssen in der

Lage sein, eine vollständig informierte und freiwillige Einwilligung abzugeben, was bei hochkomplexen wissenschaftlichen Sachverhalten eine erhebliche Herausforderung darstellt.

Ein weiteres zentrales ethisches Anliegen betrifft den Zugang zu diesen innovativen Therapien. Gentherapien sind derzeit mit sehr hohen Kosten verbunden und stehen nur einer kleinen, finanziell gut gestellten Patientengruppe zur Verfügung. Dies wirft Fragen nach sozialer Gerechtigkeit und dem gleichberechtigten Zugang zu medizinischem Fortschritt auf. Die Gefahr einer sogenannten „Genmedizin-Elite" ist dabei nicht nur eine theoretische Überlegung, sondern eine reale gesellschaftspolitische Herausforderung.

Zur Sicherstellung ethischer Standards ist der Schutz der Patientenrechte von oberster Priorität. Dazu gehört die transparente Aufklärung über Chancen, Risiken und Unsicherheiten sowie die uneingeschränkte Achtung des Selbstbestimmungsrechts der Patienten. Darüber hinaus ist eine effektive Kontrolle und Regulierung der Forschung und Anwendung durch unabhängige Ethikkommissionen unerlässlich. Diese Gremien sollen sicherstellen, dass medizinisch-wissenschaftliche Entwicklungen im Bereich der Gentherapie stets im Einklang mit den grundlegenden ethischen Prinzipien der Menschenwürde, Gerechtigkeit und Nicht-Schädigung stehen.

Abschließend bleibt festzuhalten, dass die Gentherapie zwar gewaltige therapeutische Potenziale eröffnet, diese aber nur dann verantwortungsvoll genutzt werden können, wenn ethische und gesellschaftliche Leitplanken konsequent beachtet und ständig weiterentwickelt werden.

6.7 Literaturverzeichnis (Kapitel 6)

Barry, F., & Murphy, M. (2013). Mesenchymal stem cells in joint disease and repair. *Nature Reviews Rheumatology*, 9(10), 584–594. https://doi.org/10.1038/nrrheum.2013.109

Caplan, A. I., & Correa, D. (2011). The MSC: An injury drugstore. *Cell Stem Cell*, 9(1), 11–15. https://doi.org/10.1016/j.stem.2011.06.008

Chahla, J., Cinque, M. E., Piuzzi, N. S., et al. (2016). A call for standardization in platelet-rich plasma preparation protocols and composition reporting. *Journal of Bone and Joint Surgery*, 99(20), 1769–1779. https://doi.org/10.2106/JBJS.17.01213

De Bari, C., & Luyten, F. P. (2008). Stem cells in the treatment of osteoarthritis. *Annals of the Rheumatic Diseases*, 67(9), 1115–1119. https://doi.org/10.1136/ard.2008.092999

Kouroupis, D., & Correa, D. (2021). Increased mesenchymal stem cell functional potency for enhanced therapeutic applications. *Frontiers in Cell and Developmental Biology*, 9, 626961. https://doi.org/10.3389/fcell.2021.626961

Liu, X., & Hunter, D. J. (2018). Mesenchymal stem cell therapy for osteoarthritis: Current perspectives. *Clinical Interventions in Aging*, 13, 1749–1760. https://doi.org/10.2147/CIA.S149337

Mendicino, M., Bailey, A. M., Wonnacott, K., Puri, R. K., & Bauer, S. R. (2014). MSC-based product characterization for clinical trials: An FDA perspective. *Cell Stem Cell*, 14(2), 141–145. https://doi.org/10.1016/j.stem.2014.01.013

Orozco, L., Munar, A., Soler, R., et al. (2013). Treatment of knee osteoarthritis with autologous mesenchymal stem cells: A pilot study. *Transplantation*, 95(12), 1535–1541. https://doi.org/10.1097/TP.0b013e318291a2da

Pham, P. V., Vu, N. B., & Phan, N. K. (2018). 3D-bioprinting technology in regenerative medicine for cartilage repair. *Frontiers in Cell and Developmental Biology*, 6, 87. https://doi.org/10.3389/fcell.2018.00087

Tao, S. C., & Guo, S. C. (2020). Role of extracellular vesicles in osteoarthritis. *Current Pharmaceutical Design*, 26(5), 507–515. https://doi.org/10.2174/1381612826666200129113133

Toghraie, F. S., Chenari, N., Gholipour, M. A., et al. (2012). Treatment of osteoarthritis with infrapatellar fat pad derived mesenchymal stem cells in rabbit model. *Bio-Medical Materials and Engineering*, 22(2), 63–70. https://doi.org/10.3233/BME-2012-0679

Zhou, Y., & Yu, J. (2021). Exosomes as therapeutic vehicles in osteoarthritis. *Biomaterials Science*, 9(6), 1813–1825. https://doi.org/10.1039/D0BM01993D

7. Physikalische und apparative Verfahren der Arthrosetherapie

7.1 Grundlagen der physikalischen Schmerz- und Funktionstherapie

7.1.1 Wirkmechanismen physikalischer Anwendungen

Die physikalische Medizin stellt ein integratives Teilgebiet der konservativen Arthrosetherapie dar, das auf der gezielten Anwendung natürlicher oder technisch erzeugter Energieformen basiert. Dazu gehören unter anderem thermische Reize (Wärme und Kälte), mechanische Einwirkungen (z. B. durch Massagen, Vibrationen oder Stoßwellen), elektrische Ströme (Reizstrom, Ultraschall) sowie elektromagnetische Felder (z. B. Magnetfeldtherapie, Hochfrequenztherapie). Ziel dieser Maßnahmen ist es, die physiologischen Regenerationsprozesse im geschädigten Gewebe zu aktivieren, Schmerzen zu lindern, die Beweglichkeit zu verbessern und die allgemeine Funktionalität der betroffenen Gelenkstrukturen zu stabilisieren oder wiederherzustellen.

Im spezifischen Kontext der Arthrose entfalten physikalische Anwendungen ihre Wirkung über mehrere miteinander verknüpfte Mechanismen, die auf unterschiedlichen Ebenen der biologischen Reizverarbeitung ansetzen.

Ein zentraler Effekt physikalischer Maßnahmen liegt in der Förderung der lokalen Durchblutung. Durch Wärmeanwendungen wie Fango, Heißluft oder Infrarotstrahlung kommt es zu einer Vasodilatation der Kapillaren, was eine bessere Versorgung des Gelenkgewebes mit Sauerstoff und Nährstoffen zur Folge hat. Gleichzeitig wird der Abtransport von Entzündungsmediatoren und Abbauprodukten erleichtert. Diese gesteigerte Mikrozirkulation verbessert den Zellstoffwechsel im betroffenen Areal und begünstigt damit die natürlichen Reparaturmechanismen des Körpers.

Ein weiterer therapeutisch relevanter Aspekt ist die Beeinflussung von Entzündungsprozessen. Kälteanwendungen wie Eispackungen, Kaltluft oder Kryotherapie senken die lokale Gewebetemperatur, reduzieren die Aktivität proinflammatorischer Enzyme und modulieren die Freisetzung entzündungsfördernder Zytokine wie Interleukin-1β oder TNF-α. Gleichzeitig kann die Expression antiinflammatorischer Botenstoffe wie Interleukin-10 stimuliert werden, was zu einer Stabilisierung des entzündlichen Milieus im arthrotisch veränderten Gelenk beiträgt.

Ein weiterer essenzieller Wirkmechanismus physikalischer Therapieformen besteht in der analgetischen Wirkung, also der Schmerzlinderung. Diese wird unter anderem durch die Hemmung der nozizeptiven Reizweiterleitung auf spinaler Ebene erreicht, etwa durch transkutane elektrische Nervenstimulation (TENS). Darüber hinaus kann die Ausschüttung endogener Opioide wie Endorphine gefördert werden, was zu einer natürlichen Schmerzmodulation führt. Auch mechanische Reize wie Massage oder Vibration können durch das sogenannte Gate-Control-Prinzip eine Schmerzhemmung über afferente Neuronenbahnen auslösen.

Nicht zuletzt tragen physikalische Anwendungen zur Förderung der Mobilität und Gelenkfunktion bei. Wärme- und Bewegungsanwendungen wirken muskelrelaxierend und reduzieren die Gelenksteifigkeit, was die Beweglichkeit insbesondere am Morgen oder nach Ruhephasen verbessert. Auch die Gelenkmechanik wird positiv beeinflusst, da durch gezielte Mobilisationen und Dehnungsreize Verklebungen gelöst und die viskoelastischen Eigenschaften des Gelenks verbessert werden. Dies hat wiederum günstige Effekte auf die Gelenkschmierung durch Synovialflüssigkeit und die Belastungsverteilung innerhalb des Gelenkspalts.

Insgesamt ergibt sich ein komplexes Zusammenspiel physiologischer Effekte, das die physikalische Therapie zu einem wertvollen Baustein der multimodalen Arthrosebehandlung macht – insbesondere in den frühen Krankheitsstadien.

7.1.2 Einsatzbereiche und Grenzen der physikalischen Therapie bei Arthrose

Die physikalische Therapie kommt bei Arthrose vor allem in den frühen und mittleren Krankheitsstadien zum Einsatz, also in Phasen, in denen noch keine massiven strukturellen Gelenkschäden vorliegen. Ziel der Maßnahmen ist es, die Progression der Erkrankung zu verlangsamen, funktionelle Einschränkungen zu kompensieren und den Einsatz pharmakologischer Schmerzmittel zu reduzieren oder ganz zu vermeiden. Gerade bei leichten bis mäßigen Beschwerden kann die physikalische Therapie einen erheblichen Beitrag zur Aufrechterhaltung der Lebensqualität und der beruflichen sowie sozialen Teilhabe leisten.

Ein besonders wichtiger Einsatzbereich ist die intermittierende Schmerzkontrolle, etwa bei phasenweise auftretenden entzündlichen Reizzuständen innerhalb des Gelenks. Durch gezielte Kälteanwendungen lassen sich akute Schmerzen schnell lindern, während thermische Reize bei chronischen Verläufen die Muskelspannung senken und somit die Gelenkbeweglichkeit fördern. Auch die Kombination physikalischer Maßnahmen mit aktiver Bewegungstherapie (z. B. Physiotherapie, Ergotherapie) führt häufig zu synergistischen Effekten, die über eine reine Symptomkontrolle hinausgehen.

Darüber hinaus spielt die physikalische Therapie eine wichtige Rolle im präventiven und rehabilitativen Kontext. Bei Patienten mit Gelenkfehlstellungen, muskulären Dysbalancen oder erhöhtem arthrotischen Risiko kann sie helfen, die Belastungsverhältnisse im Gelenk zu normalisieren und degenerative Veränderungen im Frühstadium aufzuhalten. Nach operativen Eingriffen, wie Arthroskopien oder gelenkerhaltenden Maßnahmen, trägt sie zur Wiederherstellung der Beweglichkeit und zur Schmerzlinderung bei.

Trotz dieser vielfältigen Einsatzmöglichkeiten sind der physikalischen Therapie auch deutliche Grenzen gesetzt. Diese liegen insbesondere in fortgeschrittenen Stadien der Arthrose, in denen es bereits zu erheblichen strukturellen Veränderungen des Gelenks gekommen ist. Dazu zählen Gelenkdeformitäten, ausgeprägte Knorpeldefekte, Osteophytenbildung sowie knöcherne Umbauvorgänge mit mechanischer Achsfehlstellung. In diesen Fällen reichen konservative Maßnahmen allein nicht mehr aus, um die Gelenkfunktion dauerhaft zu erhalten oder die Schmerzen effektiv zu kontrollieren.

Auch bei Patienten mit entzündlich aktivierten Arthrosen (aktivierte Arthrose) kann die Wirksamkeit physikalischer Maßnahmen eingeschränkt sein, insbesondere wenn keine adäquate medikamentöse Begleittherapie erfolgt. In solchen Fällen dient die physikalische Therapie vor allem der symptomatischen Linderung und dem Erhalt einer möglichst guten Restfunktion, nicht jedoch der kausalen Beeinflussung des Krankheitsverlaufs.

Zusätzlich ist zu beachten, dass nicht alle physikalischen Verfahren wissenschaftlich gleich gut belegt sind. Während beispielsweise die Wirksamkeit von TENS und Kryotherapie in klinischen Studien weitgehend bestätigt wurde, ist die Evidenzlage bei Verfahren wie Magnetfeldtherapie oder Stoßwellentherapie noch unvollständig oder kontrovers. Die Auswahl der geeigneten Maßnahmen sollte daher immer evidenzbasiert, individuell angepasst und in ein umfassendes therapeutisches Gesamtkonzept eingebettet erfolgen.

7.2 Thermotherapie

7.2.1 Wärmeanwendungen: Indikationen und Wirkungen

Die Wärmetherapie ist ein klassisches Verfahren zur Muskelentspannung, Schmerzlinderung und Verbesserung der Durchblutung.

Anwendungen umfassen:

- Heißluftbestrahlung

- Fangopackungen
- Infrarotbestrahlung
- Heiße Bäder oder Hydrotherapie

Wärme fördert die Vasodilatation, was den lokalen Stoffwechsel und die Versorgung des Knorpel- und Gelenkgewebes mit Nährstoffen verbessert. Gleichzeitig werden Muskelverspannungen gelöst, was zur Schmerzlinderung beiträgt.

Indikationen für Wärmeanwendungen sind vor allem chronische Schmerzen und Steifigkeit bei Arthrose im Spätstadium.

7.2.2 Kälteanwendungen (Kryotherapie): Wirkmechanismen und Anwendungsgebiete

Die Kryotherapie wird bei akuten Entzündungszuständen eingesetzt. Die lokale Kälteanwendung bewirkt eine Vasokonstriktion, reduziert den Stoffwechsel in entzündeten Geweben und hemmt die Freisetzung proinflammatorischer Mediatoren.

Typische Anwendungsformen:

- Eispackungen
- Kaltlufttherapie
- Kaltwasserbäder

Die Anwendung sollte auf kurze Intervalle beschränkt sein, um Erfrierungen und Gewebeschädigungen zu vermeiden.

Indikationen sind insbesondere:

- Akute Schmerzphasen bei aktivierter Arthrose
- Gelenkergüsse
- Postoperative und postinterventionelle Entzündungszustände

7.3 Elektrotherapie

7.3.1 Transkutane elektrische Nervenstimulation (TENS)

Die Transkutane elektrische Nervenstimulation (TENS) ist ein etabliertes und nicht-invasives elektrotherapeutisches Verfahren, das vor allem zur Behandlung chronischer Schmerzzustände, einschließlich der arthrosebedingten Gelenkschmerzen, eingesetzt wird. Die Methode basiert auf der gezielten Reizung peripherer Nerven durch elektrische Impulse, die über auf der Hautoberfläche angebrachte Elektroden appliziert werden.

Der therapeutische Effekt der TENS wird im Wesentlichen durch zwei physiologische Mechanismen vermittelt. Zum einen erfolgt eine Blockade der Weiterleitung nozizeptiver Reize im Rückenmark gemäß der **Gate-Control-Theorie**. Diese Theorie besagt, dass die Aktivierung schnell leitender, nicht-schmerzleitender Nervenfasern (A-Beta-Fasern) durch die elektrischen Impulse die Weiterleitung von Schmerzsignalen über langsam leitende C-Fasern im Hinterhorn des Rückenmarks hemmen kann. Dadurch wird der Schmerzeindruck im zentralen Nervensystem reduziert oder unterdrückt.

Zum anderen führt die TENS-Therapie zur **Aktivierung körpereigener schmerzmodulierender Systeme**. Durch die Reizung bestimmter Nervenareale wird die Freisetzung endogener Opioide, insbesondere Beta-Endorphine und Enkephaline, angeregt. Diese neurochemischen Botenstoffe wirken direkt schmerzlindernd, indem sie die Schmerzrezeptoren im zentralen Nervensystem blockieren.

Die Anwendung erfolgt in der Regel über Klebeelektroden, die im Bereich des schmerzhaften Gelenks oder entlang der entsprechenden Nervenbahnen platziert werden. Die Stimulationsparameter wie Frequenz, Impulsdauer und Intensität werden individuell angepasst, um eine optimale Wirkung zu erzielen. Je nach Einstellung kann die TENS-Therapie eine sofortige Schmerzlinderung bewirken oder durch eine regelmäßige Anwendung langfristig zu einer Reduktion der Schmerzintensität beitragen.

TENS wird bevorzugt bei **chronischen Arthroseschmerzen** eingesetzt, insbesondere wenn eine medikamentöse Schmerztherapie nicht ausreichend wirksam ist oder unerwünschte Nebenwirkungen hervorruft. Ein besonderer Vorteil dieser Methode liegt in der Möglichkeit der Eigenanwendung zu Hause, nachdem eine fachliche Einweisung erfolgt ist. Patienten können dadurch ihre Schmerzbehandlung weitgehend selbstständig steuern und die Lebensqualität erheblich verbessern.

7.3.2 Mittelfrequenz- und Hochfrequenztherapie

Neben der TENS-Therapie kommen in der elektrotherapeutischen Schmerz- und Bewegungstherapie auch mittelfrequente und hochfrequente Verfahren zum Einsatz, die jeweils unterschiedliche therapeutische Zielsetzungen verfolgen.

Die **Mittelfrequenztherapie**, zu der unter anderem die Interferenzstromtherapie zählt, verwendet elektrische Ströme im Frequenzbereich zwischen 1.000 und 10.000 Hertz. Durch die Überlagerung mehrerer mittelfrequenter Ströme entstehen im Zielgewebe therapeutisch wirksame niederfrequente Schwingungen. Dieser Effekt ermöglicht eine **tiefere Muskel- und Gewebestimulation**, ohne die Hautrezeptoren übermäßig zu reizen. Ziel ist es, Muskelverspannungen zu lösen, die Durchblutung in tiefer gelegenen Gewebeschichten zu verbessern und den Lymphabfluss zu fördern. Zudem kann eine moderate Schmerzlinderung erzielt werden, die insbesondere bei muskulären Begleitbeschwerden der Arthrose von Vorteil ist.

Die **Hochfrequenztherapie** arbeitet mit Frequenzen im Bereich von 10 MHz bis mehreren Hundert MHz und umfasst Verfahren wie die Kurzwellentherapie (Diathermie). Dabei wird eine kontrollierte **Tiefenerwärmung des Gewebes** erreicht, die zu einer verbesserten Mikrozirkulation, Muskelentspannung und Schmerzlinderung führt. Die Erhöhung der Gewebetemperatur steigert den Stoffwechsel und fördert die Resorption entzündlicher Exsudate. Zudem wird durch die verbesserte Durchblutung der Abtransport von Entzündungsmediatoren unterstützt, was einen positiven Einfluss auf chronisch entzündliche Prozesse im arthrotischen Gelenk haben kann.

Die Anwendung der Hochfrequenztherapie sollte allerdings ausschließlich unter fachlicher Anleitung erfolgen. Eine unsachgemäße Anwendung kann zu **Überhitzung des Gewebes und thermischen Schäden** führen, insbesondere in Bereichen mit geringer Haut- oder Gewebedicke oder in der Nähe von metallischen Implantaten. Die sorgfältige Auswahl der Patienten und eine präzise Geräteeinstellung sind daher entscheidend, um therapeutische Effekte sicher zu erzielen und Komplikationen zu vermeiden.

7.3.3 Neuromuskuläre Elektrostimulation (NMES)

Die **Neuromuskuläre Elektrostimulation (NMES)** ist ein spezialisiertes Verfahren der Elektrotherapie, das gezielt zur Aktivierung und Kräftigung von Muskeln eingesetzt wird. Diese Methode hat insbesondere bei arthrosebedingten Muskelschwächen einen hohen Stellenwert, da muskuläre Dysbalancen und eine unzureichende Gelenkstabilisierung den Krankheitsverlauf der Arthrose erheblich negativ beeinflussen können.

Ein typisches Anwendungsgebiet der NMES ist die **Quadrizepsatrophie bei Gonarthrose**, also dem fortgeschrittenen Verschleiß des Kniegelenks. Infolge der Schmerzen und der damit verbundenen Schonhaltung bauen betroffene Patienten die für die Stabilisierung des Kniegelenks wichtige Oberschenkelmuskulatur zunehmend ab. Diese Schwächung führt zu einer weiteren Destabilisierung des Gelenks, was den arthrotischen Prozess beschleunigen kann. Hier setzt die NMES an, indem sie durch elektrische Impulse gezielte Muskelkontraktionen auslöst, die dem natürlichen Trainingseffekt entsprechen.

Die Anwendung erfolgt über Oberflächenelektroden, die direkt über den betroffenen Muskelgruppen positioniert werden. Durch die kontrollierte Reizung der motorischen Nerven werden rhythmische Muskelkontraktionen induziert, die den **Muskelaufbau und die Kraftentwicklung** fördern. Dieser Effekt trägt nicht nur zur Verbesserung der Gelenkstabilität bei, sondern kann auch die funktionelle Leistungsfähigkeit im Alltag signifikant erhöhen.

Die NMES wird häufig in der **postoperativen Rehabilitation**, beispielsweise nach Gelenkersatzoperationen oder arthroskopischen Eingriffen, eingesetzt, um den raschen Wiederaufbau der Muskulatur zu unterstützen. Auch bei Patienten mit stark eingeschränkter Mobilität, die zu einem aktiven Muskeltraining nicht in der Lage sind, kann die NMES eine wertvolle therapeutische Alternative darstellen.

Wichtig ist, dass die Anwendung unter fachlicher Anleitung beginnt, um die korrekte Positionierung der Elektroden, die optimale Einstellung der Impulsparameter und eine sichere Durchführung zu gewährleisten. Bei regelmäßiger Anwendung kann die NMES einen bedeutenden Beitrag zur funktionellen Wiederherstellung der Muskelkraft und zur Verlangsamung des arthrotischen Krankheitsverlaufs leisten.

7.4 Magnetfeldtherapie

7.4.1 Grundlagen der pulsierenden Magnetfeldtherapie

Die pulsierende Magnetfeldtherapie (PEMF – *Pulsed Electromagnetic Field Therapy*) stellt eine moderne Weiterentwicklung der klassischen Magnetfeldanwendungen dar. Sie nutzt gezielt niederfrequente, pulsierende elektromagnetische Felder, um biologische Prozesse im Gewebe therapeutisch zu beeinflussen. Anders als statische Magnetfelder, die eine konstante Feldstärke aufweisen, zeichnen sich pulsierende Magnetfelder durch ihre dynamische Veränderung der Frequenz und Intensität aus, was eine tiefere und variablere Wirkung auf zelluläre Prozesse ermöglicht.

Die biophysikalische Grundlage der PEMF beruht auf dem Prinzip, dass elektromagnetische Felder elektrische Ströme in biologischen Geweben induzieren. Diese **induzierten ionischen Ströme** beeinflussen vor allem die Aktivität spannungsgesteuerter Ionenkanäle in den Zellmembranen, was zu einer Modulation des intrazellulären Kalziumspiegels und anderer elektrochemischer Prozesse führt. Der Kalziumstoffwechsel spielt eine zentrale Rolle in der Regulation des Zellstoffwechsels, der Proliferation und der Differenzierung von Zellen, einschließlich Chondrozyten, die für die Knorpelregeneration relevant sind.

Darüber hinaus wird durch die PEMF die lokale **Durchblutung und Mikrozirkulation** im Gewebe verbessert. Diese Effekte tragen zu einer besseren Versorgung des geschädigten Gelenkgewebes mit Sauerstoff und Nährstoffen bei und fördern gleichzeitig den Abtransport von schädlichen Metaboliten und Entzündungsmediatoren. Dadurch werden die körpereigenen Reparaturmechanismen unterstützt, und es entsteht ein günstiges mikroökologisches Milieu für Regenerationsprozesse.

Ein weiterer therapeutischer Ansatzpunkt der PEMF liegt in der **Beeinflussung der Genexpression**. Studien haben gezeigt, dass bestimmte Frequenzen und Feldstärken der pulsierenden Magnetfeldtherapie die Aktivität von Genen modulieren können, die mit der Hemmung entzündlicher Prozesse sowie der Förderung von knorpelregenerativen Signalwegen assoziiert sind. So kann die Expression von antiinflammatorischen Zytokinen wie Interleukin-10 gesteigert und gleichzeitig die Produktion von proinflammatorischen Mediatoren wie Interleukin-1β und TNF-α gehemmt werden. Auch die Synthese von extrazellulären Matrixkomponenten wie Kollagen Typ II und Aggrecan wird durch diese Therapieform positiv beeinflusst, was langfristig die Knorpelstruktur stabilisieren kann.

Die Anwendung der PEMF erfolgt in der Regel mithilfe von speziellen Applikatoren oder Magnetfeldmatten, die in der Lage sind, gezielt pulsierende Magnetfelder im Bereich der betroffenen Gelenke zu erzeugen. Die Frequenzbereiche liegen typischerweise zwischen 1 und 100 Hertz, wobei die genaue Wahl der Frequenz und Intensität individuell an die Beschwerden und das therapeutische Ziel angepasst wird.

7.4.2 Klinische Wirksamkeit und wissenschaftliche Bewertung

Die wissenschaftliche Bewertung der Magnetfeldtherapie, insbesondere der PEMF, ist von einer gewissen Heterogenität geprägt. Während einige klinische Studien einen signifikanten Nutzen der Methode in der Behandlung von Arthroseschmerzen und funktionellen Einschränkungen nachweisen, kommen andere Arbeiten zu dem Ergebnis, dass kein über den Placeboeffekt hinausgehender therapeutischer Nutzen feststellbar ist.

Positive Ergebnisse finden sich vor allem in Studien, die die PEMF bei **Arthrose des Knie- und Hüftgelenks** untersucht haben. Hier konnte in mehreren randomisierten kontrollierten Studien eine moderate, aber signifikante Reduktion der Schmerzintensität und eine Verbesserung der Gelenkfunktion festgestellt werden. Auch in der postoperativen Rehabilitation nach endoprothetischen Eingriffen zeigten einige Studien eine beschleunigte funktionelle Erholung unter Einsatz der PEMF.

Kritisch anzumerken ist jedoch, dass die Studien häufig unter sehr unterschiedlichen Bedingungen durchgeführt wurden, was die Vergleichbarkeit der Ergebnisse erschwert. So variieren die verwendeten Frequenzen, Feldstärken, Anwendungsdauern und Therapieprotokolle erheblich, was eine eindeutige Bewertung der klinischen Effektivität erschwert. Hinzu kommt, dass einige der positiven Studien methodische Schwächen aufweisen, wie kleine Fallzahlen, fehlende Verblindung oder eine unzureichende Langzeitbeobachtung.

Insgesamt wird die PEMF als eine **gut verträgliche und nebenwirkungsarme ergänzende Maßnahme** in der konservativen Arthrosetherapie betrachtet. Sie eignet sich vor allem als Bestandteil einer multimodalen Therapie, die zusätzlich aktive Bewegungstherapie, medikamentöse Maßnahmen und weitere physikalische Anwendungen einschließt. Aufgrund der geringen Nebenwirkungen kann die PEMF auch bei Patienten eingesetzt werden, die pharmakologische Therapien aufgrund von Unverträglichkeiten oder Kontraindikationen nicht in vollem Umfang nutzen können.

Trotz der positiven Einzelfallberichte und teilweise vielversprechenden Studienergebnisse sollte die Magnetfeldtherapie nicht als Ersatz für eine kausale oder evidenzbasierte Therapie verstanden werden. Ihr Einsatz sollte stets individuell geprüft und nur als ergänzende Maßnahme im Rahmen eines umfassenden Behandlungskonzeptes erfolgen. Zukünftige, methodisch hochwertige Langzeitstudien sind erforderlich, um den genauen Stellenwert dieser Therapieform im Kontext der Arthrosebehandlung evidenzbasiert zu bestimmen.

7.5 Ultraschall- und Stoßwellentherapie

7.5.1 Therapeutischer Ultraschall: Anwendungsformen und Wirkungen

Die Ultraschalltherapie ist ein etabliertes Verfahren der physikalischen Medizin, das auf dem gezielten Einsatz hochfrequenter Schallwellen im Frequenzbereich von 0,8 bis 3 MHz basiert. Diese Schallwellen werden über spezielle Schallköpfe in das Gewebe eingebracht, wo sie sowohl **mechanische** als auch **thermische Effekte** hervorrufen. Die Schallwellen erzeugen im Gewebe Mikrovibrationen, die auf zellulärer Ebene eine Vielzahl biologischer Reaktionen auslösen.

Zu den wichtigsten physiologischen Wirkungen der Ultraschalltherapie zählt die **Anregung der Mikrozirkulation**. Durch die mechanische Stimulation der Gefäßwände und des umgebenden Bindegewebes kommt es zu einer verbesserten Durchblutung des behandelten Areals. Dieser Effekt fördert den Abtransport von schädlichen Stoffwechselprodukten und erleichtert die Versorgung der Gewebe mit Sauerstoff und Nährstoffen, was insbesondere in schlecht durchbluteten degenerativen Gelenkarealen therapeutisch von Bedeutung ist.

Ein weiterer zentraler Effekt ist die **Verbesserung der Zellstoffwechselaktivität**. Die mechanischen Schwingungen und die durch sie hervorgerufene Wärme erhöhen die enzymatische Aktivität in den behandelten Zellen und stimulieren die mitochondrialen Energieprozesse. Dadurch werden Regenerations- und Reparaturmechanismen im geschädigten Knorpel- und Bindegewebe aktiviert.

Besonders hervorzuheben ist die **Förderung der Kollagenneusynthese**, ein Effekt, der für die strukturelle Stabilisierung und den langfristigen Erhalt der Gelenkfunktion entscheidend ist. Kollagen stellt einen der Hauptbestandteile der extrazellulären Matrix im Knorpel- und Bindegewebe dar. Durch die Stimulierung fibroblastischer Zelltypen wird die

Produktion von Kollagen Typ I und II angeregt, was langfristig die Gewebestabilität und Belastbarkeit verbessern kann.

Darüber hinaus bewirkt der therapeutische Ultraschall eine **Schmerzreduktion durch Beeinflussung der Nervenleitfähigkeit**. Die Schallwellen modulieren die Erregbarkeit peripherer Nerven und wirken damit schmerzlindernd. Zusätzlich wird die Freisetzung schmerzmodulierender Neurotransmitter gefördert, wodurch eine Verbesserung der subjektiven Schmerzsymptomatik erzielt werden kann.

Hinsichtlich der Anwendungsformen wird zwischen zwei Hauptmethoden unterschieden:

- **Kontinuierlicher Ultraschall:** Hierbei werden die Schallwellen ohne Unterbrechung abgegeben, was vor allem zu einer deutlichen Gewebeerwärmung führt. Diese thermischen Effekte sind bei chronischen Schmerzsyndromen und bei muskulären Verspannungen von Vorteil, da sie die Dehnbarkeit des Bindegewebes verbessern, die Viskosität der Synovialflüssigkeit positiv beeinflussen und eine Muskelrelaxation fördern.

- **Gepulster Ultraschall:** Diese Methode gibt die Schallwellen in kurzen Intervallen ab und erzeugt primär mechanische Mikromassagen des Gewebes. Dieser Effekt ist besonders bei akuten Reizzuständen und empfindlichen Gewebestrukturen angezeigt, da die Wärmeentwicklung begrenzt bleibt, während die mechanischen Reize die Regeneration und den Lymphabfluss fördern.

Die Ultraschalltherapie wird bevorzugt bei **chronischen Gelenkbeschwerden** und degenerativen **Veränderungen** wie Arthrose eingesetzt. Insbesondere im Bereich des Kniegelenks und der kleinen peripheren Gelenke hat sich diese Therapie als wertvolle Ergänzung zur Schmerzbehandlung und Funktionsverbesserung etabliert.

7.5.2 Extrakorporale Stoßwellentherapie (ESWT): Indikationen und Evidenz

Die **Extrakorporale Stoßwellentherapie (ESWT)** ist ein modernes, nicht-invasives Verfahren, das hochenergetische, mechanische Druckwellen gezielt in das erkrankte Gewebe einbringt. Ursprünglich in der Urologie zur Nierensteinzertrümmerung entwickelt, hat sich die ESWT inzwischen als fester Bestandteil der orthopädischen Schmerztherapie und der Behandlung degenerativer Gelenkerkrankungen etabliert.

Der therapeutische Effekt der ESWT beruht auf der Erzeugung von **mechanischen Reizwirkungen**, die Mikrotraumata im behandelten Gewebe hervorrufen. Diese kontrollierten Mikroverletzungen regen eine **biologische Heilreaktion** an. Infolge der Behandlung werden Wachstumsfaktoren wie **Vascular Endothelial Growth Factor (VEGF)** und **Transforming Growth Factor Beta (TGF-β)** freigesetzt. Diese Faktoren sind entscheidend für die Angiogenese, also die Neubildung von Blutgefäßen, und fördern die zelluläre Regeneration im Bereich des geschädigten Gelenkgewebes.

Zusätzlich wird durch die mechanische Reizung die **lokale Durchblutung** verbessert, was die Stoffwechselaktivität im behandelten Gewebe steigert und den Abtransport von Entzündungsmediatoren erleichtert. Dieser Prozess trägt wesentlich zur Schmerzlinderung und zur Verbesserung der Funktionalität des Gelenks bei.

Ein weiterer wichtiger Wirkmechanismus der ESWT ist die **Neuromodulation**. Durch die hochenergetischen Druckwellen wird die Aktivität schmerzleitender Nervenfasern herabgesetzt, wodurch eine unmittelbare Reduktion der Schmerzempfindung erreicht werden kann. Dieser Effekt ist insbesondere bei chronischen Schmerzsyndromen von klinischer Relevanz.

Indikationen für die ESWT umfassen:

- **Früh- bis mittelgradige Gonarthrose (Kniegelenksarthrose):** In diesen Stadien kann die ESWT helfen, den Schmerz zu reduzieren und die Gelenkfunktion zu verbessern, bevor irreversible strukturelle Schäden vorliegen.

- **Femoropatellares Schmerzsyndrom:** Hier kann die ESWT gezielt zur Entlastung und Schmerzlinderung im Bereich der Kniescheibe beitragen.

- **Tendinopathien im Zusammenhang mit arthrotischen Gelenkveränderungen:** Die ESWT wird bei Sehnenreizungen und degenerativen Sehnenveränderungen erfolgreich eingesetzt, um die Regeneration der betroffenen Strukturen zu fördern.

Die **klinische Wirksamkeit der ESWT** ist durch zahlreiche Studien belegt, insbesondere im Hinblick auf eine signifikante

Schmerzlinderung und eine kurzfristige Verbesserung der Gelenkfunktion. Diese positiven Effekte lassen sich in der Regel bereits nach wenigen Behandlungszyklen feststellen und tragen wesentlich zur Verbesserung der Lebensqualität bei.

Allerdings ist die **langfristige strukturelle Verbesserung des Knorpelgewebes** bislang nicht eindeutig nachgewiesen. Obwohl präklinische Studien Hinweise auf regenerative Effekte im Knorpel liefern, konnten diese Ergebnisse in großen, methodisch hochwertigen Langzeitstudien am Menschen bisher nicht zweifelsfrei bestätigt werden. Die ESWT sollte daher vor allem als symptomatische und funktionelle Therapie im Rahmen eines umfassenden Behandlungsplans betrachtet werden.

7.6 Laser- und Lichttherapie

7.6.1 Low-Level-Lasertherapie (LLLT)

Die Low-Level-Lasertherapie (LLLT), auch bekannt als **kalte Lasertherapie**, ist ein modernes Verfahren der physikalischen Medizin, das gezielt Licht im Wellenlängenbereich von **600 bis 1000 Nanometern** nutzt. Im Gegensatz zu Hochleistungslasern wird bei der LLLT eine geringe Energiedichte eingesetzt, wodurch keine nennenswerte Gewebeerwärmung entsteht. Stattdessen entfaltet das Laserlicht auf zellulärer Ebene **biostimulative Effekte**, die eine Vielzahl regenerativer und entzündungshemmender Prozesse initiieren.

Der therapeutische Nutzen der LLLT beruht auf mehreren gut untersuchten molekularen Mechanismen. Im Mittelpunkt steht die **Stimulierung der mitochondrialen Cytochrom-C-Oxidase**, einem Schlüsselenzym der Atmungskette. Durch die Absorption des Laserlichts wird die Aktivität dieses Enzyms gesteigert, was zu einer Erhöhung der intrazellulären **Adenosintriphosphat-(ATP)-Produktion** führt. ATP stellt die wichtigste Energiequelle für zelluläre Reparatur- und Regenerationsprozesse dar. Eine verbesserte Energieverfügbarkeit in den Zellen unterstützt insbesondere die Stoffwechselaktivität von Chondrozyten und Bindegewebszellen, die für die Aufrechterhaltung und den Wiederaufbau der Knorpelstruktur essenziell sind.

Ein weiterer wesentlicher Wirkmechanismus der LLLT ist die **Hemmung proinflammatorischer Zytokine** wie **Tumornekrosefaktor-α (TNF-α)** und **Interleukin-1β (IL-1β)**. Beide Botenstoffe spielen eine zentrale Rolle in der Pathophysiologie der Arthrose, da sie Entzündungsprozesse im Gelenkgewebe fördern, die Knorpelhomöostase stören und den Abbau der extrazellulären Matrix beschleunigen. Durch die gezielte Hemmung dieser Zytokine trägt die LLLT zur Stabilisierung des Gelenkmilieus und zur Reduktion schmerzhafter entzündlicher Prozesse bei.

Darüber hinaus fordert die LLLT die **Kollagensynthese**, insbesondere die Produktion von Kollagen Typ II, das für die strukturelle Integrität des Gelenkknorpels von großer Bedeutung ist. Die Stimulierung der Knorpelzellen trägt zur **Aufrechterhaltung der Knorpelhomöostase** bei und kann degenerativen Prozessen entgegenwirken, auch wenn eine vollständige Regeneration des geschädigten Knorpels nicht erwartet werden darf.

Klinische Studien belegen, dass die LLLT bei Arthrose eine **moderate Schmerzlinderung** und eine **funktionelle Verbesserung der Gelenkbeweglichkeit** bewirken kann, insbesondere bei regelmäßiger Anwendung. Die besten Ergebnisse werden in der Regel erzielt, wenn die LLLT **in Kombination mit anderen therapeutischen Maßnahmen** wie Bewegungstherapie, medikamentöser Schmerztherapie und physikalischen Anwendungen eingesetzt wird. Ihre Vorteile liegen vor allem in der guten Verträglichkeit, der schmerzfreien Anwendung und der Möglichkeit, die Behandlung auch ambulant oder im häuslichen Umfeld durchzuführen.

7.6.2 High-Intensity-Lasertherapie (HILT)

Die **High-Intensity-Lasertherapie (HILT)** ist eine Weiterentwicklung der klassischen Lasertherapie, die im Gegensatz zur LLLT mit **deutlich höheren Energiedichten und Laserleistungen** arbeitet. Durch diese höhere Energiezufuhr wird eine wesentlich tiefere Gewebepenetration erreicht, was eine intensive Beeinflussung tiefer liegender Strukturen wie Muskeln, Bänder, Gelenkkapseln und sogar knorpelnahe Gewebe ermöglicht.

Neben der bekannten **biostimulativen Wirkung** auf zellulärer Ebene, die auch bei der Low-Level-Lasertherapie eine Rolle spielt, entfaltet die HILT zusätzlich einen ausgeprägten **thermischen Effekt**. Die Gewebeerwärmung führt zu einer lokalen **Vasodilatation**, also einer Erweiterung der

Blutgefäße, was die **Mikrozirkulation** im behandelten Gewebe verbessert. Diese Steigerung der lokalen Durchblutung trägt zu einer besseren Versorgung der betroffenen Areale mit Nährstoffen und Sauerstoff bei und erleichtert den Abtransport von Stoffwechselendprodukten und Entzündungsmediatoren.

Ein weiterer wichtiger Effekt der HILT ist die **Muskelentspannung**, die durch die Erwärmung tiefer Gewebeschichten erreicht wird. Diese Wirkung kann insbesondere bei arthrosebedingten Muskelverspannungen im Bereich großer Gelenke wie Knie, Hüfte und Schulter von großem therapeutischem Nutzen sein.

Die HILT wird vor allem bei **chronischen Schmerzsyndromen** und in der **Rehabilitation nach operativen Eingriffen** angewendet. Typische Anwendungsgebiete sind Patienten mit chronischen Gelenkschmerzen im Rahmen degenerativer Erkrankungen, die auf konventionelle Maßnahmen nur unzureichend ansprechen, sowie Patienten im postoperativen Zustand, bei denen eine rasche Schmerzreduktion und funktionelle Wiederherstellung angestrebt wird.

Die wissenschaftliche Evidenz zur HILT ist bislang **noch begrenzt**, was vor allem auf die relativ kurze Verfügbarkeit dieser Technologie und die heterogenen Studiendesigns zurückzuführen ist. Während hochwertige, randomisierte Studien zur Langzeitwirksamkeit fehlen, berichten zahlreiche Patienten von einer **signifikanten kurzfristigen Schmerzlinderung** und einer **spürbaren Verbesserung der Gelenkfunktion** bereits nach wenigen Behandlungssitzungen. Diese positiven Effekte werden hauptsächlich auf die schnelle

Beeinflussung von Schmerz- und Entzündungsprozessen sowie die Verbesserung der lokalen Geweberegeneration zurückgeführt.

Trotz der begrenzten Studienlage wird die HILT in der klinischen Praxis zunehmend als ergänzende Maßnahme in multimodalen Behandlungskonzepten eingesetzt. Der Einsatz sollte jedoch von erfahrenen Fachkräften durchgeführt werden, da die hohe Energiedichte bei unsachgemäßer Anwendung zu unerwünschten Nebenwirkungen wie Hautverbrennungen oder tieferliegenden Gewebeschädigungen führen kann.

7.7 Kombinationstherapien und integrative Ansätze

7.7.1 Multimodale physikalische Therapieprogramme

Eine isolierte physikalische Maßnahme hat bei Arthrose häufig nur einen begrenzten Effekt.

Erfolgreiche Behandlungsprogramme kombinieren verschiedene physikalische Therapien, angepasst an die individuelle Symptomatik und das Krankheitsstadium.

Beispielsweise kann eine Kombination aus Wärmeanwendungen zur Muskelentspannung, gefolgt von neuromuskulärer Elektrostimulation zur Kräftigung der Muskulatur und abschließend einer TENS-Therapie zur Schmerzlinderung einen synergistischen Effekt erzielen.

Solche multimodalen Programme werden zunehmend auch im stationären und ambulanten Rehabilitationsbereich angewendet.

7.7.2 Integration in ganzheitliche Therapiepläne

Physikalische und apparative Verfahren sollten stets in ein umfassendes Behandlungskonzept eingebettet werden.

Die Kombination mit medikamentösen Therapien, Ernährungsumstellungen, psychologischer Schmerzbewältigung und gezielten Bewegungstherapien bietet die besten Chancen auf eine nachhaltige Verbesserung der Lebensqualität.

Der interdisziplinäre Austausch zwischen Orthopäden, Physiotherapeuten, Schmerztherapeuten und Psychologen ist dabei von entscheidender Bedeutung, um eine individualisierte, bedarfsgerechte und langfristig erfolgreiche Therapie zu gewährleisten.

7.8 Literaturverzeichnis (Kapitel 7)

Ay, S., Evcik, D., & Kavuncu, V. (2010). Effectiveness of pulsed electromagnetic field therapy in knee osteoarthritis: A randomized, controlled trial. *Rheumatology International*, 30(3), 357–363. https://doi.org/10.1007/s00296-009-0983-9

Brosseau, L., Wells, G. A., Brosseau, M., et al. (2012). Low level laser therapy (Classes I, II and III) for treating osteoarthritis. *Cochrane Database of Systematic Reviews*, (12), CD010035. https://doi.org/10.1002/14651858.CD010035

Clijsen, R., Leoni, D., Schneebeli, A., & Barbero, M. (2017). The effect of low-level laser therapy on pain in patients with knee osteoarthritis: A systematic review and meta-analysis. *Clinical Rehabilitation*, 31(5), 596–608. https://doi.org/10.1177/0269215516653814

Dantas, L. O., Salvini, T. F., & McAlindon, T. E. (2021). Knee osteoarthritis: Key treatments and emerging therapies. *BMJ*, 372, n567. https://doi.org/10.1136/bmj.n567

Giggins, O. M., Persson, U. M., & Caulfield, B. M. (2013). Biofeedback in rehabilitation. *Journal of NeuroEngineering and Rehabilitation*, 10(1), 60. https://doi.org/10.1186/1743-0003-10-60

Page, M. J., Green, S., McBain, B., et al. (2016). Electrotherapy modalities for osteoarthritis of the knee. *Cochrane Database of Systematic Reviews*, (6), CD002823. https://doi.org/10.1002/14651858.CD002823

Pieber, K., Marth, R., & Schuhfried, O. (2014). The efficacy of transcutaneous electrical nerve stimulation (TENS) for the treatment of chronic pain: A meta-analysis of randomized controlled trials. *Physical Therapy Reviews*, 19(3), 156–163. https://doi.org/10.1179/1743288X14Y.0000000071

Vavken, P., Arrich, F., Schuhfried, O., & Dorotka, R. (2009). Effectiveness of pulsed electromagnetic field therapy in the management of osteoarthritis of the knee: A meta-analysis of randomized controlled trials. *Osteoarthritis and Cartilage*, 17(3), 321–327. https://doi.org/10.1016/j.joca.2008.08.005

Wang, C., Schmid, C. H., Rones, R., et al. (2010). A randomized trial of tai chi for fibromyalgia. *New England Journal of Medicine*, 363(8), 743–754. https://doi.org/10.1056/NEJMoa0912611

Zeng, C., Li, H., Yang, T., et al. (2015). Effectiveness of extracorporeal shockwave therapy for knee osteoarthritis: A systematic review and meta-analysis. *Journal of Orthopaedic Research*, 33(5), 659–666. https://doi.org/10.1002/jor.22816

8. Ernährungs- und Mikronährstofftherapie

8.1 Einfluss der Ernährung auf den Verlauf der Arthrose

8.1.1 Übergewicht und mechanische Belastung der Gelenke

Übergewicht stellt einen der bedeutendsten Risikofaktoren für die Entstehung und das Fortschreiten der Arthrose dar. Das zusätzliche Körpergewicht erhöht die mechanische Belastung auf die Gelenke, insbesondere auf die gewichtstragenden Gelenke wie Knie, Hüfte und die kleinen Wirbelgelenke der Lendenwirbelsäule.

Jede Gewichtsreduktion wirkt sich nachweislich positiv auf den Krankheitsverlauf aus. Studien belegen, dass bereits eine Reduktion des Körpergewichts um fünf bis zehn Prozent zu einer signifikanten Abnahme von Schmerzen und einer Verbesserung der Gelenkfunktion führen kann.

Darüber hinaus fördert Adipositas nicht nur mechanisch den Gelenkverschleiß, sondern trägt auch über metabolische Wege zur Krankheitsprogression bei. Fettgewebe ist ein hormonell aktives Organ, das proinflammatorische Zytokine wie Interleukin-6 (IL-6), Tumornekrosefaktor-α (TNF-α) und Leptin produziert, die systemisch Entzündungsprozesse verstärken.

8.1.2 Entzündungsfördernde und -hemmende Nahrungsbestandteile

Die Ernährung kann maßgeblich zur Modulation von Entzündungsprozessen beitragen.

Entzündungsfördernde Bestandteile:

- Gesättigte Fettsäuren (z. B. aus tierischen Fetten und Fertigprodukten)
- Transfette (vor allem in industriell verarbeiteten Lebensmitteln)
- Raffinierte Kohlenhydrate und Zucker, die die Freisetzung von proinflammatorischen Mediatoren stimulieren
- Übermäßiger Konsum von rotem Fleisch und verarbeitetem Fleisch

Entzündungshemmende Bestandteile:

- Omega-3-Fettsäuren (EPA und DHA) aus fettreichem Fisch, die die Synthese entzündungsfördernder Eicosanoide hemmen
- Antioxidantien wie Vitamin C, Vitamin E und sekundäre Pflanzenstoffe (z. B. Flavonoide und Carotinoide)
- Polyphenole aus grünem Tee, Beeren, Olivenöl und dunkler Schokolade
- Curcumin aus der Kurkumawurzel, das die NF-κB-Aktivierung hemmt

Eine konsequente Umstellung der Ernährung auf eine antientzündliche Kost kann die Krankheitsaktivität positiv beeinflussen und den Bedarf an medikamentösen Schmerztherapien reduzieren.

8.2 Mikronährstofftherapie

8.2.1 Vitamin D und Kalzium im Knochenstoffwechsel

Vitamin D spielt eine zentrale Rolle im Kalziumstoffwechsel und ist essenziell für die Knochengesundheit. Ein Vitamin-D-Mangel führt zu einer gestörten Knochenmineralisation, was nicht nur Osteoporose, sondern auch die Progression der Arthrose fördert.

Vitamin D wirkt zudem immunmodulatorisch und hemmt die Freisetzung proinflammatorischer Zytokine. Studien zeigen, dass ein niedriger Vitamin-D-Status mit einer erhöhten Prävalenz und Schwere der Arthrose einhergeht.

Die kombinierte Supplementierung von Vitamin D und Kalzium ist besonders bei älteren Patienten sinnvoll, um die Knochenstruktur zu stabilisieren und die subchondralen Umbauprozesse zu verlangsamen.

8.2.2 Bedeutung von Omega-3-Fettsäuren für die Knorpelgesundheit

Omega-3-Fettsäuren wirken über die Bildung von Resolvinen und Protectinen stark entzündungshemmend.

Durch die kompetitive Hemmung des Arachidonsäure-Stoffwechsels wird die Produktion proinflammatorischer Eicosanoide reduziert, während gleichzeitig antiinflammatorische Mediatoren gefördert werden.

Zahlreiche Studien belegen, dass eine regelmäßige Supplementierung von Omega-3-Fettsäuren (vor allem EPA und DHA) zu einer signifikanten Reduktion der Arthroseschmerzen und einer Verbesserung der Gelenkfunktion führen kann.

Empfohlene Dosierungen liegen bei 1,5 bis 3 Gramm pro Tag in Form von Fischölkapseln oder als Bestandteil einer fischreichen Ernährung.

8.2.3 Spurenelemente: Zink, Selen und Mangan

Spurenelemente spielen eine wichtige Rolle bei der Aufrechterhaltung der antioxidativen Kapazität des Organismus und der Stabilität des Knorpelgewebes.

- **Zink** ist Bestandteil zahlreicher Enzyme, die an der Zellreparatur und Immunmodulation beteiligt sind. Ein Zinkmangel beeinträchtigt die Knorpelregeneration und fördert entzündliche Prozesse.

- **Selen** ist ein essenzieller Cofaktor von Glutathionperoxidase, einem der wichtigsten antioxidativen Enzymsysteme. Selenmangel kann zu einer erhöhten oxidativen Belastung der Chondrozyten führen.

- **Mangan** ist an der Synthese von Proteoglykanen beteiligt, die für die strukturelle Integrität der Knorpelmatrix unerlässlich sind.

Eine gezielte Supplementierung dieser Spurenelemente kann helfen, den oxidativen Stress im Gelenk zu reduzieren und den Knorpelabbau zu verlangsamen.

8.3 Einsatz von Antioxidantien

8.3.1 Wirkung von Vitamin C und E auf oxidative Prozesse im Knorpel

Vitamin C (Ascorbinsäure) ist ein zentraler Antioxidans im menschlichen Körper und spielt eine essenzielle Rolle bei der Synthese von Kollagen, dem Hauptbestandteil der Knorpelmatrix.

Darüber hinaus schützt Vitamin C die Zellen vor oxidativen Schäden durch freie Radikale, die bei entzündlichen Prozessen im arthrotischen Gelenk vermehrt entstehen. Studien zeigen, dass eine ausreichende Zufuhr von Vitamin C das Fortschreiten der Knorpeldegeneration verlangsamen kann.

Vitamin E (Tocopherol) ist ein fettlösliches Antioxidans, das die Lipidmembranen der Chondrozyten vor oxidativem Stress schützt. Durch die Hemmung der Lipidperoxidation trägt Vitamin E dazu bei, die Integrität der Zellmembranen zu bewahren und entzündungsbedingte Schäden zu reduzieren.

In klinischen Studien wurde eine moderate Schmerzlinderung und Verbesserung der Gelenkfunktion unter Vitamin-E-Supplementation nachgewiesen, insbesondere in Kombination mit anderen antioxidativen Substanzen.

8.3.2 Coenzym Q10 und seine Rolle im Zellstoffwechsel

Coenzym Q10 (Ubiquinon) ist ein essentielles Element der mitochondrialen Atmungskette und damit entscheidend für die zelluläre Energieproduktion.

Darüber hinaus wirkt es als starkes Antioxidans, das die Chondrozyten vor oxidativen Schäden schützt.

Ein Mangel an Coenzym Q10 führt zu einer verminderten Energieproduktion in den Knorpelzellen und zu einer erhöhten Anfälligkeit gegenüber oxidativem Stress.

Supplementationsstudien zeigen, dass Coenzym Q10 die mitochondriale Funktion verbessert, die Freisetzung von proinflammatorischen Zytokinen reduziert und die Lebensqualität bei Patienten mit chronischen degenerativen Gelenkerkrankungen steigern kann.

8.4 Phytotherapie

8.4.1 Curcumin und seine antiinflammatorischen Effekte

Curcumin, der Hauptwirkstoff der Kurkumawurzel (Curcuma longa), ist bekannt für seine stark entzündungshemmenden und antioxidativen Eigenschaften.

Curcumin hemmt die Aktivierung des nukleären Faktors kappa B (NF-ϰB), der maßgeblich an der Entstehung und Aufrechterhaltung von Entzündungsprozessen beteiligt ist.

Darüber hinaus blockiert Curcumin die Aktivität von Cyclooxygenase-2 (COX-2) und Lipoxygenase, wodurch die Synthese proinflammatorischer Eicosanoide unterdrückt wird.

Randomisierte kontrollierte Studien belegen, dass Curcumin in standardisierten Extraktformen vergleichbare schmerzlindernde Effekte wie nichtsteroidale Antirheumatika erzielen kann – jedoch mit einem signifikant besseren Nebenwirkungsprofil.

8.4.2 Ingwer, Boswellia und weitere Pflanzenextrakte

Ingwer (Zingiber officinale) enthält bioaktive Substanzen wie Gingerole und Shogaole, die entzündungshemmend und schmerzlindernd wirken. Ingwerpräparate haben sich insbesondere bei Kniearthrose als wirksam erwiesen, um Schmerzen zu lindern und die Mobilität zu verbessern.

Boswellia serrata (Weihrauch) enthält Boswelliasäuren, die eine hemmende Wirkung auf die 5-Lipoxygenase entfalten, ein Schlüsselenzym im Entzündungsstoffwechsel.

Weihrauchextrakte zeigen nachweislich eine Reduktion der Entzündungsaktivität und eine Schmerzlinderung bei arthrotischen Beschwerden.

Weitere vielversprechende pflanzliche Substanzen sind:

- **Grüntee-Polyphenole:** Stark antioxidativ und entzündungshemmend durch Hemmung des NF-ϰB-Signalweges.

- **Teufelskralle (Harpagophytum procumbens):** Schmerzlindernd und entzündungshemmend, gut verträglich bei chronischen Gelenkschmerzen.

8.5 Funktionelle Ernährung und Diäten

8.5.1 Mediterrane Ernährung als protektives Ernährungskonzept

Die mediterrane Ernährung zeichnet sich durch einen hohen Anteil an pflanzlichen Lebensmitteln, Olivenöl als Hauptfettquelle, mäßigen Fischkonsum und einen geringen Anteil an rotem Fleisch aus.

Diese Ernährungsweise ist reich an Omega-3-Fettsäuren, Antioxidantien, sekundären Pflanzenstoffen und Ballaststoffen.

Zahlreiche Studien belegen, dass die mediterrane Diät systemische Entzündungsprozesse reduziert, das metabolische Syndrom positiv beeinflusst und zur Linderung chronischer Schmerzzustände beiträgt.

Bei Patienten mit Arthrose konnte durch die Umstellung auf eine mediterrane Ernährung eine signifikante Verbesserung der Lebensqualität und eine Reduktion des Schmerzmittelverbrauchs erreicht werden.

8.5.2 Low-Carb- und ketogene Diäten in der Arthrosetherapie

Kohlenhydratarme Diäten und ketogene Ernährungsformen zeigen in aktuellen Studien positive Effekte auf chronisch-entzündliche Erkrankungen.

Durch die Reduktion von Zucker und raffinierten Kohlenhydraten wird der Insulinspiegel gesenkt und die Freisetzung von proinflammatorischen Zytokinen reduziert.

Die ketogene Ernährung, die durch eine extrem niedrige Kohlenhydratzufuhr und einen hohen Fettanteil charakterisiert ist, fördert die Bildung von Ketonkörpern, insbesondere Beta-Hydroxybutyrat.

Dieser Metabolit wirkt direkt entzündungshemmend, indem er die Aktivierung des NLRP3-Inflammasoms hemmt, einem Schlüsselfaktor in der Entzündungsregulation.

Obwohl Langzeitstudien zur Anwendung ketogener Diäten bei Arthrose noch ausstehen, deuten erste Ergebnisse darauf hin, dass sowohl das Körpergewicht reduziert als auch Entzündungsprozesse im Gelenk gehemmt werden können.

8.6 Literaturverzeichnis (Kapitel 8)

Arden, N., & Nevitt, M. C. (2006). Osteoarthritis: Epidemiology. *Best Practice & Research Clinical Rheumatology*, 20(1), 3–25. https://doi.org/10.1016/j.berh.2005.09.007

Baker, K. R., Matthan, N. R., Lichtenstein, A. H., et al. (2011). Association of plasma phospholipid n-3 and n-6 fatty acids with physical function in mobility-limited older adults. *European Journal of Clinical Nutrition*, 65(3), 282–289. https://doi.org/10.1038/ejcn.2010.261

Bisht, S., & Bist, S. S. (2011). Curcumin: A potential therapeutic agent for chronic inflammatory diseases. *Journal of Advanced Pharmaceutical Technology & Research*, 2(1), 11–18. https://doi.org/10.4103/2231-4040.79796

Chaganti, R. K., & Felson, D. T. (2013). Nutritional factors and osteoarthritis: A review. *Current Opinion in Rheumatology*, 25(1), 80–85. https://doi.org/10.1097/BOR.0b013e32835a941d

Felson, D. T. (2010). Osteoarthritis as a disease of mechanics. *Osteoarthritis and Cartilage*, 18(3), 305–310. https://doi.org/10.1016/j.joca.2009.12.008

Henrotin, Y., Lambert, C., Couchourel, D., Ripoll, C., & Chiotelli, E. (2011). Nutraceuticals: Do they represent a new era in the management of osteoarthritis? A narrative review from the lessons taken with five products. *Osteoarthritis and Cartilage*, 19(1), 1–21. https://doi.org/10.1016/j.joca.2010.10.017

Leech, R. M., McNaughton, S. A., & Worsley, A. (2015). The role of energy balance in the prevention and management of osteoarthritis. *Obesity Reviews*, 16(7), 557–571. https://doi.org/10.1111/obr.12285

Perricone, C., Bartoloni, E., Bursi, R., et al. (2015). Mediterranean diet and prevention of chronic diseases. *Clinical Reviews in Allergy & Immunology*, 50(1), 1–22. https://doi.org/10.1007/s12016-015-8497-8

Shapiro, B. H., & Principe, M. F. (2015). The role of dietary supplements in osteoarthritis: Current evidence and recommendations. *Journal of Clinical Rheumatology*, 21(8), 451–457. https://doi.org/10.1097/RHU.0000000000000304

Zhuo, Q., Yang, W., Chen, J., & Wang, Y. (2012). Metabolic syndrome meets osteoarthritis. *Nature Reviews Rheumatology*, 8(12), 729–737. https://doi.org/10.1038/nrrheum.2012.135

9. Psychologische und verhaltensorientierte Therapien

9.1 Bedeutung psychosozialer Faktoren bei Arthrose

9.1.1 Einfluss von Stress, Depression und Angst auf den Krankheitsverlauf

Psychosoziale Faktoren nehmen bei chronischen Erkrankungen wie der Arthrose eine zentrale Rolle ein. Die wechselseitige Beziehung zwischen psychischer Belastung und dem Erleben von Schmerzen ist gut belegt.

Chronischer Stress führt zur Aktivierung der Hypothalamus-Hypophysen-Nebennierenrinden-Achse (HPA-Achse) und der Freisetzung von Stresshormonen wie Cortisol. Eine langanhaltende Aktivierung dieser Systeme kann die Schmerzwahrnehmung intensivieren, die Schmerztoleranz senken und die Entzündungsaktivität im Organismus fördern.

Depressive Verstimmungen und Angststörungen sind bei Arthrosepatienten besonders häufig. Die dauerhaften Schmerzen, der Verlust an Mobilität und die damit verbundene Einschränkung der Lebensqualität begünstigen das Auftreten psychischer Komorbiditäten.

Umgekehrt verschlechtern Depressionen und Ängste die subjektive Wahrnehmung von Schmerzen und fördern die Entwicklung eines passiven Krankheitsverhaltens, wodurch sich die körperliche Inaktivität und die soziale Isolation verstärken.

9.1.2 Kognitive Verzerrungen und ihre Auswirkungen auf Schmerzwahrnehmung

Kognitive Verzerrungen wie Katastrophisieren und selektive Wahrnehmung verstärken die negative Bewertung von Schmerzen und fördern dysfunktionale Verhaltensmuster.

Katastrophisieren ist gekennzeichnet durch die ständige Erwartung, dass die Schmerzen zunehmen oder nicht mehr beherrschbar sind. Dies führt zu einer erhöhten emotionalen Reaktion auf Schmerzreize und zu einer stärkeren Aktivierung schmerzverarbeitender Areale im Gehirn.

Auch das sogenannte „Fear-Avoidance-Verhalten" ist bei Arthrosepatienten häufig zu beobachten. Dabei führt die Angst vor Schmerz zu einer Vermeidung von Bewegung, obwohl moderate körperliche Aktivität erwiesenermaßen zur Schmerzlinderung beiträgt.

Diese negativen Denk- und Verhaltensmuster tragen erheblich zur Chronifizierung der Schmerzen bei und erschweren die erfolgreiche Umsetzung von Therapieplänen.

9.2 Psychotherapeutische Ansätze in der Arthrosetherapie

9.2.1 Kognitive Verhaltenstherapie (CBT)

Die kognitive Verhaltenstherapie zählt zu den am besten untersuchten psychotherapeutischen Verfahren in der Schmerztherapie.

Ziele der CBT sind:

- Erkennen und Verändern dysfunktionaler Denkmuster, die das Schmerzempfinden negativ beeinflussen.
- Entwicklung adaptiver Bewältigungsstrategien, um den Umgang mit Schmerzen zu verbessern.
- Förderung aktiver Problemlösungsstrategien und einer positiven Krankheitsbewältigung.

Therapeutisch wird mit verschiedenen Methoden gearbeitet, darunter:

- Kognitive Umstrukturierung, um katastrophisierende Gedanken zu identifizieren und zu verändern.
- Entspannungstechniken zur Stressreduktion, wie progressive Muskelrelaxation oder Atemtechniken.
- Verhaltensexperimente, um die positive Wirkung von Bewegung und Aktivität trotz Schmerz zu erleben.

Zahlreiche Studien belegen, dass CBT die Schmerzwahrnehmung reduziert, die emotionale Belastung verringert und die Lebensqualität signifikant verbessert.

9.2.2 Akzeptanz- und Commitment-Therapie (ACT)

Die Akzeptanz- und Commitment-Therapie ist ein moderner psychotherapeutischer Ansatz, der Patienten unterstützt, einen anderen Umgang mit chronischen Schmerzen zu entwickeln.

Im Gegensatz zur kognitiven Verhaltenstherapie liegt der Fokus nicht auf der direkten Veränderung von Gedanken, sondern auf der Akzeptanz schmerzlicher Erfahrungen, ohne dass diese das Handeln dominieren.

ACT verfolgt folgende Ziele:

- Förderung der psychischen Flexibilität, um trotz Schmerzen ein erfülltes Leben zu führen.
- Entwicklung einer achtsamen Haltung gegenüber schmerzhaften Gedanken und Empfindungen.
- Betonung von Werten und der Ausrichtung des eigenen Handelns an diesen Werten, unabhängig von den Schmerzsymptomen.

ACT hat sich insbesondere bei Patienten mit chronischen, schwer beeinflussbaren Schmerzsyndromen als wirksam erwiesen und wird zunehmend in multimodale Schmerztherapiekonzepte integriert.

9.3 Entspannungsverfahren und Achtsamkeitstraining

9.3.1 Progressive Muskelrelaxation nach Jacobson

Die progressive Muskelrelaxation (PMR) ist eine der am weitesten verbreiteten Entspannungstechniken und wurde bereits in den 1930er-Jahren von Edmund Jacobson entwickelt.

Sie beruht auf dem Prinzip, dass durch das bewusste Anspannen und anschließende Entspannen verschiedener

Muskelgruppen ein Zustand tiefer körperlicher und psychischer Entspannung erreicht werden kann.

Die systematische Durchführung führt zu einer Reduktion der sympathischen Aktivität, einer Abnahme der Muskelspannung und einer verbesserten Durchblutung der Muskulatur und Gelenke.

Für Arthrosepatienten bietet PMR den Vorteil, dass sie Spannungszustände, die durch chronische Schmerzen häufig entstehen, aktiv regulieren können. Studien zeigen, dass regelmäßige Anwendung nicht nur die Schmerzwahrnehmung senkt, sondern auch die Schlafqualität und das allgemeine Wohlbefinden verbessert.

9.3.2 Achtsamkeit und Meditation: MBSR-Programme

Das Mindfulness-Based Stress Reduction-Programm (MBSR) wurde von Jon Kabat-Zinn entwickelt und kombiniert meditative Achtsamkeitsübungen mit sanfter Bewegung und Körperwahrnehmung.

Ziel ist es, einen bewussten und nicht wertenden Umgang mit körperlichen Empfindungen, Gedanken und Emotionen zu entwickeln.

Die Patienten lernen, Schmerzen und Unwohlsein zu beobachten, ohne diese reflexartig zu bewerten oder zu vermeiden. Diese veränderte Wahrnehmung führt zu einer geringeren emotionalen Reaktivität auf Schmerzreize und kann die chronische Schmerzintensität deutlich reduzieren.

Studien belegen, dass MBSR-Programme bei chronischen Schmerzerkrankungen wie der Arthrose eine signifikante Verbesserung von Lebensqualität, Schmerztoleranz und psychischem Wohlbefinden bewirken.

9.3.3 Biofeedback und seine Anwendung bei chronischen Schmerzen

Biofeedback ist ein wissenschaftlich anerkanntes Verfahren, bei dem physiologische Prozesse wie Herzfrequenz, Muskelspannung, Atemfrequenz oder Hautleitfähigkeit durch technische Geräte sichtbar gemacht werden.

Durch das direkte Feedback können Patienten lernen, ihre körperlichen Reaktionen gezielt zu beeinflussen.

In der Arthrosetherapie wird Biofeedback insbesondere eingesetzt, um:

- Muskuläre Fehlspannungen im Bereich der gelenkstabilisierenden Muskulatur zu reduzieren.

- Eine bewusste Kontrolle über die Atem- und Entspannungsreaktionen zu fördern.

- Chronische Schmerzreaktionen durch kontrollierte Regulation des vegetativen Nervensystems zu mindern.

Langfristig kann Biofeedback die Selbstwirksamkeit stärken und dazu beitragen, dass Patienten eine aktive Rolle in der Schmerzbewältigung einnehmen.

9.4 Edukative Programme und Selbstmanagement

9.4.1 Patientenedukation zur Schmerzbewältigung

Ein zentrales Element der modernen Arthrosetherapie ist die umfassende Aufklärung der Patienten über die Krankheitsmechanismen, den Verlauf der Erkrankung und die realistischen Therapieziele.

Edukative Programme vermitteln:

- Grundlegendes Wissen zur Pathophysiologie der Arthrose.
- Strategien zur selbstständigen Schmerzkontrolle und Funktionsverbesserung.
- Umgang mit psychosozialen Belastungen und Förderung einer positiven Krankheitsbewältigung.

Durch gezielte Schulungen können Patienten ermutigt werden, Verantwortung für ihre Gesundheit zu übernehmen, die eigene Aktivität zu steigern und schädliche Verhaltensmuster zu erkennen und zu verändern.

9.4.2 Entwicklung von Coping-Strategien und Schmerzkompetenz

Der Aufbau einer hohen Schmerzkompetenz ist entscheidend, um die Chronifizierung der Schmerzen zu verhindern.

Zentrale Coping-Strategien umfassen:

- Kognitive Strategien wie das positive Umdeuten von belastenden Situationen.
- Aktive Problemlösestrategien zur gezielten Bewältigung von Alltagseinschränkungen.
- Soziale Unterstützung und der bewusste Aufbau von positiven sozialen Kontakten.
- Emotionale Regulation durch Entspannungs- und Achtsamkeitstechniken.

Ein gut entwickeltes Selbstmanagement-Programm trägt dazu bei, die Hilflosigkeit zu überwinden, die oft mit chronischen Erkrankungen einhergeht, und die Lebensqualität auch bei fortbestehender Krankheit deutlich zu steigern.

9.5 Literaturverzeichnis (Kapitel 9)

Andersson, G., & Turk, D. C. (2014). The psychology of chronic pain: The relevance and implications for treatment. *Current Opinion in Psychiatry*, 27(5), 370–375.
https://doi.org/10.1097/YCO.0000000000000092

Baer, R. A. (2003). Mindfulness training as a clinical intervention: A conceptual and empirical review. *Clinical Psychology: Science and Practice*, 10(2), 125–143.
https://doi.org/10.1093/clipsy/bpg015

Cohen, M. J., Quintner, J. L., & Buchanan, D. (2013). Is chronic pain a disease? *Pain Medicine*, 14(9), 1284–1289.
https://doi.org/10.1111/pme.12114

Eccleston, C., Morley, S., & Williams, A. (2013). Psychological approaches to chronic pain management: Evidence and challenges. *British Journal of Anaesthesia*, 111(1), 59–63. https://doi.org/10.1093/bja/aet109

Kabat-Zinn, J. (1990). *Full Catastrophe Living: Using the Wisdom of Your Body and Mind to Face Stress, Pain, and Illness*. New York: Delacorte.

Keefe, F. J., Main, C. J., & George, S. Z. (2018). Advancing psychologically informed practice for patients with persistent musculoskeletal pain: Promise, pitfalls, and solutions. *Physical Therapy*, 98(5), 398–407. https://doi.org/10.1093/ptj/pzy034

McCracken, L. M., & Vowles, K. E. (2014). Acceptance and commitment therapy and mindfulness for chronic pain: Model, process, and progress. *American Psychologist*, 69(2), 178–187. https://doi.org/10.1037/a0035623

Morley, S., & Williams, A. (2015). New developments in the psychological management of chronic pain. *Canadian Journal of Psychiatry*, 60(4), 168–175. https://doi.org/10.1177/070674371506000403

Turk, D. C., & Okifuji, A. (2010). Psychological factors in chronic pain: Evolution and revolution. *Journal of Consulting and Clinical Psychology*, 70(3), 678–690. https://doi.org/10.1037/0022-006X.70.3.678

Veehof, M. M., Oskam, M. J., Schreurs, K. M., & Bohlmeijer, E. T. (2011). Acceptance-based interventions for the treatment of chronic pain: A systematic review and meta-analysis. *Pain*, 152(3), 533–542. https://doi.org/10.1016/j.pain.2010.11.002

10. Interdisziplinäre und multimodale Behandlungskonzepte

10.1 Notwendigkeit eines integrativen Therapieansatzes

10.1.1 Grenzen monotherapeutischer Interventionen

Die bisherige Behandlung der Arthrose war lange Zeit von einem monotherapeutischen Ansatz geprägt, bei dem entweder medikamentöse, physiotherapeutische oder operative Maßnahmen im Vordergrund standen.

Diese einseitigen Behandlungsstrategien greifen jedoch oft zu kurz, da Arthrose eine komplexe Erkrankung ist, die sowohl strukturelle, funktionelle als auch psychosoziale Aspekte umfasst.

Die ausschließliche Fokussierung auf symptomatische Schmerztherapie ohne Berücksichtigung der zugrunde liegenden biomechanischen, metabolischen und psychologischen Faktoren kann zwar kurzfristig zur Linderung der Beschwerden beitragen, führt jedoch selten zu einer nachhaltigen Verbesserung der Lebensqualität oder einer Stabilisierung des Krankheitsverlaufs.

Insbesondere Patienten mit fortgeschrittenen Erkrankungsstadien, multiplen Komorbiditäten und chronifizierten Schmerzen profitieren nur unzureichend von isolierten Behandlungsansätzen.

10.1.2 Vorteile kombinierter Therapieformen

Ein integratives, multimodales Behandlungskonzept kombiniert verschiedene therapeutische Maßnahmen, die sowohl die körperlichen als auch die psychischen und sozialen Einflussfaktoren der Erkrankung adressieren.

Zu den wesentlichen Vorteilen solcher Konzepte zählen:

- Verbesserung der Schmerzkontrolle durch den Einsatz synergistisch wirkender Therapieelemente.

- Steigerung der Funktionsfähigkeit und Mobilität durch koordinierte Rehabilitationsmaßnahmen.

- Reduktion des Medikamentenverbrauchs und damit der Nebenwirkungen durch ergänzende nichtmedikamentöse Behandlungen.

- Nachhaltige Verbesserung der psychischen Gesundheit und Lebensqualität durch gezielte psychotherapeutische und edukative Interventionen.

Multimodale Programme werden zunehmend auch in spezialisierten Schmerzkliniken und Rehabilitationszentren implementiert, um komplexe Arthrosefälle ganzheitlich und individuell zu betreuen.

10.2 Modelle multimodaler Schmerztherapie

10.2.1 Aufbau und Struktur multimodaler Programme

Multimodale Schmerztherapieprogramme sind in der Regel interdisziplinär aufgebaut und beinhalten die enge Zusammenarbeit verschiedener Fachbereiche, darunter:

- Orthopädie und Rheumatologie
- Schmerzmedizin
- Physiotherapie und Sportmedizin
- Psychotherapie und Verhaltenstherapie
- Ernährungsberatung

Die Behandlungsdauer variiert je nach Schweregrad der Erkrankung, üblicherweise werden Programme über mehrere Wochen mit täglichen Therapieeinheiten durchgeführt.

Ein typischer Tagesablauf umfasst:

- Medizinische Visiten und Schmerztherapie
- Physio- und Bewegungstherapie zur Verbesserung der Gelenkfunktion
- Psychologische Gruppensitzungen zur Schmerzbewältigung und zum Stressmanagement
- Entspannungsverfahren und Achtsamkeitstraining
- Ernährungsschulungen und individuelle Beratung

10.2.2 Evidenzlage und Erfolge interdisziplinärer Ansätze

Zahlreiche Studien belegen die Wirksamkeit multimodaler Konzepte bei chronischen Schmerzerkrankungen, einschließlich der Arthrose.

Metaanalysen zeigen signifikante Verbesserungen in den Bereichen:

- Reduktion der Schmerzintensität
- Steigerung der körperlichen Funktionsfähigkeit
- Verbesserung der psychischen Gesundheit und Reduktion von Depressionen und Angststörungen
- Langfristige Reduktion der Inanspruchnahme medikamentöser Therapien

Multimodale Ansätze gelten heute als Goldstandard in der Behandlung komplexer chronischer Schmerzerkrankungen und werden von internationalen Leitlinien, wie denen der OARSI (Osteoarthritis Research Society International), ausdrücklich empfohlen.

10.3 Integration innovativer Therapien in etablierte Behandlungskonzepte

10.3.1 Einsatz biologischer und zellulärer Therapien im Rahmen multimodaler Programme

Die zunehmende Verfügbarkeit biologischer und zellulärer Therapien, wie der Stammzelltherapie, der

Chondrozytentransplantation oder der Anwendung von Exosomen, stellt eine vielversprechende Erweiterung multimodaler Arthrosebehandlungsprogramme dar.

Diese innovativen Verfahren bieten die Möglichkeit, strukturelle Schäden des Gelenkknorpels gezielt zu regenerieren und degenerative Prozesse aufzuhalten.

Damit diese Ansätze ihren maximalen Nutzen entfalten können, ist es jedoch entscheidend, sie nicht isoliert, sondern als integrativen Bestandteil eines umfassenden Therapiekonzepts einzusetzen.

Ein optimales Vorgehen sieht vor:

- Eine gezielte Diagnostik zur Identifikation geeigneter Kandidaten für biologische Therapien.

- Kombination der zellbasierten Therapien mit einem strukturierten Rehabilitationsprogramm, um die mechanischen Belastungen des Gelenks optimal zu steuern.

- Ergänzende physikalische Therapie zur Förderung der Geweberegeneration und Verbesserung der Gelenkstabilität.

Die posttherapeutische Phase nach zellulären Interventionen sollte von regelmäßigen Kontrollen begleitet sein, um den Erfolg der Maßnahmen objektiv zu bewerten und rechtzeitig auf mögliche Komplikationen reagieren zu können.

10.3.2 Kombination klassischer und innovativer Therapieansätze

Die erfolgreiche Behandlung der Arthrose erfordert häufig eine Kombination aus bewährten konventionellen Methoden und innovativen neuen Ansätzen.

Beispielsweise kann ein Patient von einer initialen Schmerzkontrolle durch pharmakologische Maßnahmen und physikalische Anwendungen profitieren, um anschließend eine regenerative Therapie wie eine Stammzellinjektion oder eine Matrix-assoziierte Chondrozytenimplantation durchzuführen.

Im weiteren Verlauf der Behandlung werden dann physiotherapeutische Maßnahmen zur Stabilisierung des Gelenks, psychotherapeutische Interventionen zur Verbesserung der Schmerzbewältigung und edukative Programme zur Unterstützung eines aktiven Selbstmanagements eingesetzt.

Durch eine solche dynamische und individuell angepasste Therapieplanung kann sowohl die kurzfristige Linderung der Symptome als auch eine langfristige Verbesserung der Gelenkfunktion und Lebensqualität erreicht werden.

10.4 Herausforderungen und Perspektiven integrativer Versorgung

10.4.1 Organisatorische und wirtschaftliche Hürden

Die Implementierung interdisziplinärer und multimodaler Behandlungskonzepte ist mit erheblichen organisatorischen und wirtschaftlichen Herausforderungen verbunden.

Zu den häufigsten Barrieren zählen:

- Hoher personeller und logistischer Aufwand zur Koordination der verschiedenen Fachdisziplinen.
- Mangelnde Vernetzung zwischen ambulanter und stationärer Versorgung.
- Unzureichende Erstattung multimodaler Therapieprogramme durch die Krankenversicherungsträger, insbesondere bei innovativen, noch nicht breit zugelassenen Therapien.
- Begrenzte Kapazitäten spezialisierter Einrichtungen, die eine umfassende multimodale Betreuung anbieten können.

Langfristig sind gesundheitspolitische Initiativen erforderlich, um die Bedeutung dieser ganzheitlichen Ansätze stärker im Versorgungssystem zu verankern und ihre Finanzierung nachhaltig sicherzustellen.

10.4.2 Zukunftsaussichten der interdisziplinären Arthrosebehandlung

Die Zukunft der Arthrosetherapie liegt zweifellos in der konsequenten Umsetzung integrativer Versorgungskonzepte.

Die zunehmende Etablierung von Fachzentren für muskuloskelettale Erkrankungen, die Digitalisierung der Versorgungsprozesse und der Einsatz moderner telemedizinischer Angebote werden es künftig erleichtern, auch komplexe Therapieprogramme effizient zu koordinieren.

Zudem wird die wachsende Evidenz zu den positiven Effekten multimodaler Ansätze dazu beitragen, dass diese Behandlungsformen in Leitlinien und Vergütungssysteme stärker integriert werden.

Die enge Verzahnung von Forschung, klinischer Praxis und Patientenbeteiligung wird dabei ein zentraler Erfolgsfaktor sein, um individualisierte, wirksame und wirtschaftlich tragfähige Therapiekonzepte zu entwickeln und dauerhaft zu etablieren.

10.5 Literaturverzeichnis (Kapitel 10)

Bannuru, R. R., Osani, M. C., Vaysbrot, E. E., et al. (2019). OARSI guidelines for the non-surgical management of knee, hip, and polyarticular osteoarthritis. *Osteoarthritis and Cartilage*, 27(11), 1578–1589.
https://doi.org/10.1016/j.joca.2019.06.011

Dagenais, S., Caro, J., & Haldeman, S. (2008). A systematic review of low back pain cost of illness studies in the United States and internationally. *Spine Journal*, 8(1), 8–20.
https://doi.org/10.1016/j.spinee.2007.10.005

Gatchel, R. J., Peng, Y. B., Peters, M. L., Fuchs, P. N., & Turk, D. C. (2007). The biopsychosocial approach to chronic pain: Scientific advances and future directions. *Psychological Bulletin*, 133(4), 581–624.
https://doi.org/10.1037/0033-2909.133.4.581

Hoffman, B. M., Papas, R. K., Chatkoff, D. K., & Kerns, R. D. (2007). Meta-analysis of psychological interventions for chronic low back pain. *Health Psychology*, 26(1), 1–9. https://doi.org/10.1037/0278-6133.26.1.1

Hooten, W. M. (2016). Chronic pain and mental health disorders: Shared neural mechanisms, epidemiology, and treatment. *Mayo Clinic Proceedings*, 91(7), 955–970. https://doi.org/10.1016/j.mayocp.2016.02.018

Karjalainen, K., Malmivaara, A., van Tulder, M., et al. (2001). Multidisciplinary biopsychosocial rehabilitation for subacute low back pain in working-age adults. *Cochrane Database of Systematic Reviews*, (2), CD002193. https://doi.org/10.1002/14651858.CD002193

Klinger, R., Blasini, M., Schmitz, J., & Colloca, L. (2018). Nocebo effects in clinical studies: Hints for pain therapy. *Pain Reports*, 3(3), e654. https://doi.org/10.1097/PR9.0000000000000654

Turk, D. C., Wilson, H. D., & Cahana, A. (2011). Treatment of chronic non-cancer pain. *The Lancet*, 377(9784), 2226–2235. https://doi.org/10.1016/S0140-6736(11)60402-9

Von Korff, M., & Moore, J. C. (2001). Stepped care for back pain: Activating self-care. *Spine*, 26(24), 2671–2679. https://doi.org/10.1097/00007632-200112150-00007

Wetherell, J. L., Afari, N., Rutledge, T., et al. (2011). Acceptance and commitment therapy for generalized anxiety disorder: A pilot study. *Behavior Therapy*, 42(1), 56–68. https://doi.org/10.1016/j.beth.2010.03.002

11. Personalisierte Medizin und genetische Therapieansätze

11.1 Grundlagen der personalisierten Arthrosetherapie

11.1.1 Bedeutung genetischer Prädispositionen für das Erkrankungsrisiko

Die Entstehung und der Verlauf der Arthrose stellen ein komplexes multifaktorielles Geschehen dar, das sich aus dem Zusammenwirken genetischer Veranlagungen, molekularbiologischer Mechanismen und unterschiedlichster umweltbedingter Einflüsse ergibt. Diese enge Verflechtung biologischer und externer Faktoren führt dazu, dass sich sowohl das Risiko für die Entstehung der Erkrankung als auch deren klinischer Verlauf erheblich von Individuum zu Individuum unterscheiden können. Während Umweltfaktoren wie mechanische Belastungen, Übergewicht oder Verletzungen eine wichtige Rolle spielen, rückt die Bedeutung genetischer Prädispositionen zunehmend in den Fokus der wissenschaftlichen Forschung, da sie einen fundamentalen Einfluss auf die individuelle Anfälligkeit für arthrotische Veränderungen ausüben.

In den vergangenen Jahren haben umfangreiche genomweite Assoziationsstudien (GWAS) eine Reihe von genetischen Varianten identifiziert, die signifikant mit einem erhöhten Risiko für die Entwicklung von Arthrose assoziiert sind. Diese genetischen Faktoren beeinflussen vor allem die Struktur, Funktion und Regenerationsfähigkeit von Gelenkknorpel, subchondralem Knochen und Bindegewebe. Besonders hervorzuheben sind Genvariationen, die direkt in die Regulation von Kollagen, Matrix-Metalloproteinasen sowie Wachstums- und Differenzierungsprozessen eingreifen.

Wichtige genetische Risikofaktoren umfassen:

- Polymorphismen im **COL2A1-Gen**, das für Kollagen Typ II kodiert. Kollagen Typ II bildet den Hauptbestandteil des Gelenkknorpels und ist entscheidend für dessen mechanische Stabilität und Belastbarkeit. Mutationen oder Polymorphismen in diesem Gen können zu einer strukturellen Schwächung des Knorpels führen, was die Anfälligkeit für degenerative Veränderungen erheblich erhöht.

- Genvarianten im **MMP-13-Gen**, das die Expression von Matrix-Metalloproteinasen, insbesondere der MMP-13, reguliert. MMP-13 ist ein Enzym, das maßgeblich am Abbau der extrazellulären Matrix beteiligt ist und insbesondere die Zersetzung von Kollagen Typ II im Gelenkknorpel fördert. Eine Überaktivierung dieses Enzyms führt zu einer beschleunigten Knorpeldegeneration, die ein zentrales pathophysiologisches Merkmal der Arthrose darstellt.

- Varianten im **GDF5-Gen** (Growth Differentiation Factor 5), das eine Schlüsselrolle in der Chondrogenese und der Entwicklung des Gelenkknorpels einnimmt. GDF5 ist ein Wachstumsfaktor, der die Differenzierung mesenchymaler Stammzellen in Chondrozyten fördert und somit die Bildung und Regeneration von Knorpelgewebe maßgeblich unterstützt. Genetische Varianten, die die Expression oder Funktion von GDF5 beeinträchtigen, können die Fähigkeit zur Knorpelregeneration deutlich herabsetzen.

Die Identifikation solcher genetischer Risikofaktoren ist von zentraler Bedeutung für eine frühzeitige Risikostratifizierung. Sie ermöglicht es, potenziell gefährdete Individuen bereits in einem präklinischen Stadium zu erkennen und gezielt aufzuklären. Darüber hinaus eröffnen sich durch die Kenntnis genetischer Prädispositionen neue Wege für präventive Maßnahmen sowie individualisierte therapeutische Strategien, die auf die spezifischen molekularen Ursachen der Erkrankung abgestimmt sind. Langfristig kann die Integration genetischer Diagnostik in die klinische Praxis dazu beitragen, den Krankheitsverlauf positiv zu beeinflussen und die Lebensqualität betroffener Patienten erheblich zu verbessern.

11.1.2 Biomarker zur Therapieanpassung und Prognoseabschätzung

Der Einsatz von Biomarkern in der Diagnostik und Therapieplanung von Arthrose hat in den letzten Jahren erheblich an Bedeutung gewonnen. Biomarker sind messbare biologische Parameter, die objektive Informationen über physiologische oder pathophysiologische Prozesse liefern und als Grundlage für die präzisere Klassifikation der Erkrankung, die Auswahl individualisierter Therapieoptionen sowie die Einschätzung der Prognose dienen. Die Integration von Biomarkern in die klinische Entscheidungsfindung stellt einen entscheidenden Schritt in Richtung personalisierter Medizin dar, die es ermöglicht, Behandlungsstrategien optimal an die individuellen Bedürfnisse und Risikoprofile der Patienten anzupassen.

Zu den wichtigsten Biomarkern im Kontext der Arthrose gehören:

- **Entzündungsmarker**, zu denen insbesondere das C-reaktive Protein (CRP) und Interleukin-6 (IL-6) zählen. CRP ist ein Akut-Phase-Protein, dessen Konzentration im Blutplasma bei systemischen Entzündungsreaktionen rasch ansteigt. Ein erhöhter CRP-Wert kann auf entzündliche Prozesse im Zusammenhang mit der Arthrose hindeuten, auch wenn die Erkrankung primär degenerativer Natur ist. IL-6 ist ein proinflammatorisches Zytokin, das eine zentrale Rolle bei der Aktivierung und Aufrechterhaltung entzündlicher Prozesse spielt. Erhöhte IL-6-Spiegel werden häufig mit einer aktiven Krankheitsprogression und einer schlechteren Prognose assoziiert.

- **Knorpelabbauprodukte**, insbesondere die Kollagen Typ II-Abbauprodukte (CTX-II), die im Urin nachweisbar sind. Diese Biomarker reflektieren den aktuellen Status des Knorpelabbaus und geben Aufschluss über die katabolen Aktivitäten im Gelenk. Ein erhöhter CTX-II-Spiegel wird häufig als Indikator für eine fortschreitende Gelenkzerstörung angesehen und kann zur Beurteilung des Krankheitsstadiums sowie zur Überwachung des Therapieerfolgs herangezogen werden.

- **Genetische Marker**, die vor allem in Form von SNP-Analysen (Single Nucleotide Polymorphisms) zum Einsatz kommen. Diese Analysen ermöglichen die Identifizierung genetischer Risikoprofile, die mit einer erhöhten Anfälligkeit für die Entwicklung und das Fortschreiten der Arthrose assoziiert sind. Durch die Erfassung solcher genetischen Marker kann die individuelle Krankheitsprognose präziser eingeschätzt und eine gezielte Auswahl therapeutischer Interventionen vorgenommen werden.

Die Anwendung von Biomarkern erlaubt nicht nur eine differenziertere Diagnosestellung, sondern eröffnet auch die Möglichkeit, den Krankheitsverlauf auf molekularbiologischer Ebene zu überwachen und frühzeitig auf therapeutische Veränderungen oder Verschlechterungen des klinischen Zustands zu reagieren. Zudem tragen Biomarker wesentlich zur Entwicklung neuer Medikamente bei, da sie als Surrogatendpunkte in klinischen Studien verwendet werden können, um die Wirksamkeit und Sicherheit innovativer Therapieansätze zu bewerten.

Langfristig ist zu erwarten, dass der gezielte Einsatz von Biomarkern ein integraler Bestandteil der personalisierten Arthrosebehandlung wird. Auf diese Weise kann die Therapie nicht nur effizienter gestaltet, sondern auch die Lebensqualität der Patienten durch eine frühzeitige und bedarfsgerechte Intervention signifikant verbessert werden.

11.2 Genetische Diagnostik und individuelle Risikoprofile

11.2.1 Methoden der Genomanalyse in der Arthroseforschung

Die moderne Genomforschung hat in den letzten Jahren durch den Einsatz hochauflösender molekulargenetischer Analysemethoden bedeutende Fortschritte erzielt, die auch die Erforschung komplexer degenerativer Erkrankungen wie der Arthrose maßgeblich vorangetrieben haben. Im Mittelpunkt dieser Entwicklung steht insbesondere die sogenannte Next-Generation-Sequencing-Technologie (NGS), die eine tiefgehende und umfassende Analyse großer Genomabschnitte mit hoher Geschwindigkeit und Kosteneffizienz ermöglicht. Diese Technologie revolutioniert die genetische Diagnostik, da sie im Vergleich zu herkömmlichen Sequenzierungsmethoden eine erhebliche Steigerung der Datenmenge bei gleichzeitig sinkenden Kosten und einer dramatisch verkürzten Analysezeit erlaubt.

Die NGS-Technologie ermöglicht es, sowohl das gesamte Genom als auch gezielte Abschnitte wie das Exom oder spezifische regulatorische Regionen der DNA detailliert zu untersuchen. Dadurch können genetische Varianten, die möglicherweise mit einer erhöhten Anfälligkeit für Arthrose oder einem bestimmten Krankheitsverlauf assoziiert sind, systematisch identifiziert werden. Diese Erkenntnisse tragen maßgeblich dazu bei, die pathophysiologischen Grundlagen der Arthrose besser zu verstehen und neue therapeutische Ansätze zu entwickeln, die auf den individuellen genetischen Risikofaktoren der Patienten basieren.

Besonders relevante Analysemethoden in der Arthroseforschung sind:

• **Whole-Exome-Sequencing (WES)**: Diese Methode konzentriert sich auf die Analyse der codierenden Abschnitte des Genoms, also der Exons, die für die Synthese von Proteinen verantwortlich sind. Da viele krankheitsrelevante genetische Variationen direkt die Proteinstruktur und -funktion beeinflussen, ermöglicht WES eine gezielte Untersuchung jener Genregionen, die unmittelbar an der Pathogenese der Arthrose beteiligt sein könnten. Durch die Identifikation pathogener Varianten in Genen, die zum Beispiel die

Knorpelhomöostase, den Knochenstoffwechsel oder die Regulation entzündlicher Prozesse steuern, kann ein präzises Risikoprofil erstellt werden.

• **SNP-Arrays (Single Nucleotide Polymorphism Arrays):** Diese Technologie dient der Identifizierung bekannter genetischer Risikovarianten, die in der wissenschaftlichen Literatur bereits mit einem erhöhten Arthroserisiko in Verbindung gebracht wurden. Durch die Analyse von Hunderttausenden bis Millionen einzelner Nukleotidvariationen im Genom können Risikogene schnell und effizient identifiziert werden. Diese Methode ist besonders geeignet für populationsbasierte Studien und die Erstellung genetischer Risikokarten, die eine präzisere Abschätzung des individuellen Erkrankungsrisikos ermöglichen.

• **Epigenetische Analysen:** Neben der direkten Analyse der DNA-Sequenz gewinnen epigenetische Untersuchungen zunehmend an Bedeutung. Dabei stehen insbesondere DNA-Methylierungsmuster im Fokus, die die Genexpression regulieren, ohne die zugrunde liegende Nukleotidsequenz zu verändern. Veränderungen in der Methylierung von Genen, die beispielsweise an der Regulation entzündlicher Prozesse oder des Knorpelstoffwechsels beteiligt sind, können maßgeblich zur Entstehung und Progression der Arthrose beitragen. Epigenetische Marker bieten somit eine zusätzliche, wichtige Dimension für die Erstellung individueller Risikoprofile und die Entwicklung neuer therapeutischer Ansätze, die gezielt epigenetische Modifikationen beeinflussen.

Die Anwendung dieser hochmodernen genetischen und epigenetischen Analysemethoden ermöglicht eine umfassende

Charakterisierung der individuellen genetischen Disposition von Arthrosepatienten. Diese Erkenntnisse bilden die wissenschaftliche Grundlage für die Entwicklung personalisierter Präventions- und Therapiestrategien, die gezielt auf die molekularbiologischen Besonderheiten des jeweiligen Patienten abgestimmt sind.

11.2.2 Entwicklung personalisierter Präventions- und Behandlungsstrategien

Die Kenntnis individueller genetischer Risikofaktoren eröffnet völlig neue Perspektiven in der Prävention und Therapie der Arthrose. Durch die frühzeitige Identifikation genetischer Prädispositionen können präventive Maßnahmen eingeleitet werden, die darauf abzielen, den Ausbruch der Erkrankung zu verzögern oder im Idealfall ganz zu verhindern. Dies stellt einen paradigmatischen Wandel in der medizinischen Versorgung dar, der von einer reaktiven Behandlung hin zu einem proaktiven, präventiven Ansatz führt.

Bereits lange bevor klinisch manifeste Symptome der Arthrose auftreten, kann durch die Analyse genetischer Risikoprofile eine individuelle Risikoabschätzung vorgenommen werden. Auf Basis dieser Risikobewertung lassen sich gezielte Maßnahmen empfehlen, die sowohl die Lebensweise als auch die medizinische Betreuung betreffen.

Zu diesen präventiven und therapeutischen Maßnahmen zählen unter anderem:

- **Frühzeitige Empfehlungen zur Reduktion mechanischer Belastungen**: Bei genetisch bedingten Schwächen des

Knorpelgewebes, etwa durch nachgewiesene Polymorphismen im COL2A1-Gen, ist eine gezielte Reduzierung von übermäßigen Gelenkbelastungen essenziell. Individuell angepasste Trainings- und Bewegungsprogramme, die die Gelenke entlasten und gleichzeitig die muskuläre Stabilisierung fördern, tragen dazu bei, degenerative Prozesse zu verlangsamen und die Gelenkfunktion langfristig zu erhalten.

• **Spezifische Ernährungs- und Mikronährstoffempfehlungen**: Die gezielte Zufuhr von Nährstoffen, die die Knorpelhomöostase unterstützen, spielt eine zentrale Rolle in der Prävention und Behandlung der Arthrose. Hierzu zählen insbesondere Substanzen wie Omega-3-Fettsäuren, Antioxidantien, Vitamin D, Vitamin K2 und bestimmte Aminosäuren, die nachweislich entzündungshemmende und knorpelschützende Eigenschaften besitzen. Bei bekannten genetischen Risikoprofilen können diese Empfehlungen individuell angepasst werden, um den Knorpelstoffwechsel gezielt zu unterstützen.

• **Auswahl von Therapieoptionen, die gezielt auf molekulare Krankheitsmechanismen Einfluss nehmen**: In Abhängigkeit von den identifizierten genetischen Risikofaktoren kann die Therapie auf spezifische pathophysiologische Mechanismen ausgerichtet werden. So kann bei einer nachgewiesenen Überaktivität des MMP-13-Gens der Einsatz von MMP-13-Inhibitoren in Betracht gezogen werden, um den Knorpelabbau zu verlangsamen. Auch der Einsatz von biologischen Therapien, die gezielt entzündungsfördernde Zytokine hemmen, kann in Abhängigkeit vom individuellen genetischen Profil sinnvoll sein.

In der klinischen Praxis wird diese personalisierte Herangehensweise zunehmend durch die Kombination genetischer Diagnostik mit klassischer Bildgebung wie der Magnetresonanztomographie (MRT) und laborchemischen Parametern ergänzt. Diese integrative Diagnostik ermöglicht eine umfassende Beurteilung des aktuellen Krankheitsstadiums und eine differenzierte, auf die molekularen und klinischen Befunde abgestimmte Therapieplanung.

Langfristig wird die personalisierte Medizin die Arthrosebehandlung nachhaltig verändern, indem sie eine höhere therapeutische Wirksamkeit bei gleichzeitig geringeren Nebenwirkungen ermöglicht. Die gezielte Prävention und individuelle Therapieplanung können nicht nur die Krankheitsprogression verlangsamen, sondern auch die Lebensqualität der Patienten signifikant verbessern und die gesellschaftlichen Kosten, die durch die Behandlung und Pflege von Arthrosepatienten entstehen, erheblich reduzieren.

11.3 Gentherapie und molekulare Eingriffe

11.3.1 Möglichkeiten der gezielten Genmodifikation (CRISPR/Cas9 und andere Verfahren)

Die Gentherapie eröffnet im Bereich der Arthrosebehandlung völlig neue therapeutische Perspektiven, da sie direkt an den molekularen Ursachen der Erkrankung ansetzt. Anstatt lediglich die Symptome zu lindern oder den Krankheitsverlauf zu verlangsamen, zielt die Gentherapie darauf ab, pathologische Prozesse auf genetischer Ebene zu korrigieren oder sogar vollständig zu eliminieren. Der bisher bedeutendste technologische Fortschritt in diesem Bereich ist die Entwicklung der **CRISPR/Cas9-Technologie**, die eine präzise und vergleichsweise einfache Modifikation des Erbguts ermöglicht.

CRISPR/Cas9 basiert auf einem natürlichen Abwehrmechanismus von Bakterien gegen Viren und wurde für die gezielte Genom-Editierung in menschlichen und tierischen Zellen adaptiert. Dieses Verfahren erlaubt es, krankheitsverursachende Gene gezielt auszuschalten (**Knock-out**) oder schützende Gene gezielt zu aktivieren bzw. neue funktionelle Gene einzufügen (**Knock-in**). Die hohe Präzision und Effizienz dieser Methode macht sie besonders attraktiv für die Erforschung und potenzielle Therapie genetisch bedingter degenerativer Erkrankungen wie der Arthrose.

In der aktuellen Arthroseforschung wird die CRISPR-Technologie vor allem für folgende gezielte therapeutische Ansätze genutzt:

- **Hemmung der Expression knorpelabbauender Enzyme**, insbesondere der **Matrix-Metalloproteinase-13 (MMP-13)**. Dieses Enzym spielt eine zentrale Rolle im katabolen Abbauprozess des Gelenkknorpels, indem es den Hauptbestandteil der Knorpelmatrix, das Kollagen Typ II, degradiert. Durch die gezielte Inaktivierung des MMP-13-Gens kann die Knorpeldegeneration signifikant verlangsamt oder sogar verhindert werden.

- **Blockierung der Produktion entzündungsfördernder Zytokine**, insbesondere von **Interleukin-1β (IL-1β)**, das eine Schlüsselrolle in der Aufrechterhaltung chronisch-entzündlicher Prozesse im Gelenk spielt. Durch die genetische Deaktivierung des IL-1β-Gens wird die entzündliche Komponente der Arthrose reduziert, was den Krankheitsverlauf günstig beeinflussen kann.

• **Verstärkung der chondroprotektiven Wirkung von Genen wie SOX9**, einem der wichtigsten Transkriptionsfaktoren für die Differenzierung und Funktion von Chondrozyten. SOX9 fördert die Synthese von Knorpelmatrixbestandteilen und unterstützt die Regeneration von Knorpelgewebe. Eine gezielte Überexpression von SOX9 könnte die Selbstheilungskapazitäten des Knorpels erheblich verbessern und degenerative Prozesse aufhalten.

Neben CRISPR/Cas9 werden auch andere Methoden der gezielten Genmodifikation eingesetzt, wie **Zinkfingernukleasen (ZFNs)** und **Transcription Activator-Like Effector Nucleases (TALENs)**. Diese Technologien beruhen auf der spezifischen Erkennung von DNA-Sequenzen durch künstlich konstruierte Proteine, die an definierte Stellen im Genom binden und dort gezielte DNA-Strangbrüche auslösen. Allerdings weisen diese Methoden im Vergleich zu CRISPR/Cas9 eine geringere Präzision auf, sind technisch komplexer und haben ein höheres Risiko für sogenannte Off-Target-Effekte, bei denen unbeabsichtigt genetische Veränderungen an nicht vorgesehenen Stellen des Genoms ausgelöst werden. Aus diesen Gründen ist ihr Einsatz in der klinischen Praxis bisher begrenzt geblieben.

Zukünftig wird die Weiterentwicklung dieser Technologien vor allem darauf abzielen, die Präzision weiter zu erhöhen,

Off-Target-Risiken zu minimieren und die Langzeitsicherheit genetischer Modifikationen zu gewährleisten. Insbesondere die Kombination von Genom-Editierung mit modernen Trägersystemen könnte die klinische Anwendung dieser innovativen Therapieansätze entscheidend voranbringen.

11.3.2 Einsatz von viralen Vektoren und nicht-viralen Trägersystemen

Ein zentrales Problem bei der Anwendung genetischer Therapien ist die sichere und effiziente Übertragung der therapeutischen Gene in die Zielzellen. Da die isolierte Gabe von DNA oder RNA in der Regel nicht zu einer ausreichenden Aufnahme in die Zellen führt, werden spezialisierte **Trägersysteme (Vektoren)** benötigt, die den Transfer der genetischen Information unterstützen. Hierbei unterscheidet man zwischen **viralen** und **nicht-viralen** Vektorsystemen, die jeweils spezifische Vor- und Nachteile aufweisen.

- **Virale Vektoren:**

Virale Systeme nutzen die natürliche Fähigkeit von Viren, genetisches Material in Wirtszellen einzuschleusen. Zu den am häufigsten verwendeten Vektoren in der Arthroseforschung zählen **Adeno-assoziierte Viren (AAV)** und **Lentiviren**.

AAVs zeichnen sich durch eine hohe Transfektionseffizienz, eine vergleichsweise geringe Immunogenität und eine bevorzugte Aufnahme in bestimmte Gewebe aus, darunter auch das Gelenkgewebe. Ein wesentlicher Vorteil der AAVs ist die geringe Integration ihres genetischen Materials in das

Wirtsgenom, wodurch das Risiko einer unbeabsichtigten Genomveränderung reduziert wird.

Lentiviren hingegen sind in der Lage, ihr genetisches Material dauerhaft in das Wirtsgenom zu integrieren. Dies ermöglicht eine langanhaltende Expression therapeutischer Gene, birgt jedoch auch das Risiko einer **Insertional Mutagenese**, bei der die zufällige Integration in das Genom die Funktion wichtiger Gene stören und möglicherweise zu unkontrollierter Zellproliferation oder gar Tumorentstehung führen kann.

Trotz dieser Risiken gelten virale Vektoren aufgrund ihrer hohen Effizienz und Zielgerichtetheit derzeit als die wirksamsten Systeme für die Genübertragung in Gelenkgewebe. Intensive Forschungsarbeiten konzentrieren sich darauf, die immunologischen Reaktionen auf virale Vektoren zu kontrollieren und die Sicherheit dieser Ansätze weiter zu verbessern.

• **Nicht-virale Vektoren**:
Nicht-virale Systeme umfassen eine breite Palette synthetischer Träger, wie **Liposomen, Polymer-Nanopartikel** und **Plasmid-DNA-Systeme**. Diese Trägersysteme weisen den großen Vorteil einer geringen Immunogenität und einer besseren Kontrolle der pharmakokinetischen Eigenschaften auf. Zudem bergen sie kein Risiko der unkontrollierten Integration in das Wirtsgenom, wodurch schwerwiegende Nebenwirkungen wie die Tumorentstehung vermieden werden können.

Allerdings sind nicht-virale Trägersysteme bisher in ihrer Effizienz der Genübertragung deutlich limitiert. Die Aufnahme des genetischen Materials in die Zielzellen erfolgt oft nur unzureichend, und die erreichte Expression der therapeutischen Gene ist meist transient und quantitativ begrenzt. Zudem fehlt es diesen Systemen bisher an einer ausgeprägten Gewebespezifität, was zu einer unspezifischen Verteilung der therapeutischen Gene im Körper führen kann.

Die zukünftige Entwicklung konzentriert sich daher auf die Optimierung dieser Trägersysteme, um eine gezielte, effiziente und vor allem sichere Übertragung von therapeutischen Genen zu ermöglichen. Dabei werden unter anderem multifunktionale Nanopartikel entwickelt, die mit Oberflächenmolekülen ausgestattet sind, die eine gezielte Bindung an spezifische Zelltypen im Gelenkgewebe ermöglichen. Zudem werden innovative Materialien erforscht, die eine kontrollierte Freisetzung der genetischen Information gewährleisten und eine langfristige therapeutische Wirkung erzielen können.

Die Kombination hochpräziser Genom-Editierungstechnologien wie CRISPR/Cas9 mit fortschrittlichen Trägersystemen stellt einen vielversprechenden Ansatz dar, um die personalisierte Gentherapie der Zukunft auch für die Behandlung der Arthrose klinisch nutzbar zu machen. Hierbei steht die Sicherheit der Patienten an oberster Stelle, weshalb zukünftige klinische Studien besonders auf eine sorgfältige Risiko-Nutzen-Abwägung und die langfristige Überwachung möglicher Nebenwirkungen ausgerichtet sein werden.

11.4 Ethische Implikationen der genetischen Therapieansätze

11.4.1 Abwägung zwischen medizinischem Fortschritt und ethischen Bedenken

Die Entwicklung und Anwendung genetischer Therapien im Bereich der Arthrose werfen weitreichende ethische Fragen auf.

Während somatische Gentherapien, die auf die Behandlung individueller Patienten abzielen, in vielen Ländern ethisch akzeptiert sind, bleibt die Manipulation des menschlichen Genoms auf Keimbahnebene – also Eingriffe, die an nachfolgenden Generationen weitervererbt werden können – aus ethischer Sicht höchst umstritten.

Im Kontext der Arthrose ist zwar primär die somatische Gentherapie relevant, dennoch gilt es, die Risiken sorgfältig abzuwägen:

- Wie sicher sind die eingesetzten Genom-Editing-Verfahren langfristig?

- Können unerwünschte genetische Veränderungen („Off-Target-Effekte") ausgeschlossen werden?

- Ist es vertretbar, irreversible Eingriffe vorzunehmen, deren Langzeitfolgen bislang unzureichend erforscht sind?

Diese Fragen müssen vor der breiten klinischen Anwendung genetischer Therapien eingehend diskutiert und unter Einbeziehung ethischer Leitlinien beantwortet werden.

11.4.2 Regulatorische Rahmenbedingungen und gesellschaftliche Akzeptanz

Der Einsatz genetischer Diagnostik und Therapie ist in den meisten westlichen Ländern strengen gesetzlichen Regelungen unterworfen.

- In der Europäischen Union regelt die Verordnung (EG) Nr. 1394/2007 die Anwendung von „Advanced Therapy Medicinal Products" (ATMPs), zu denen auch Gen- und Zelltherapien gehören.

- In Deutschland unterliegt die Gentherapie zudem dem Gentechnikgesetz und dem Arzneimittelgesetz, die umfangreiche Zulassungsverfahren und Sicherheitsnachweise vorschreiben.

- In den USA koordiniert die Food and Drug Administration (FDA) die Zulassung genetischer Therapien, die ebenfalls hohen Sicherheits- und Wirksamkeitsstandards unterliegen.

Die gesellschaftliche Akzeptanz genetischer Verfahren hängt maßgeblich von der Transparenz der Forschung, der offenen Kommunikation von Chancen und Risiken und der Einhaltung ethischer Prinzipien ab.

Es bedarf eines breiten gesellschaftlichen Diskurses, um die Balance zwischen dem berechtigten Interesse an medizinischem Fortschritt und dem Schutz individueller Rechte sowie der Integrität zukünftiger Generationen zu gewährleisten.

11.5 Literaturverzeichnis (Kapitel 11)

Attur, M., Krasnokutsky, S., & Abramson, S. B. (2010). Targeting the synovial tissue for treating osteoarthritis (OA): Where is the evidence? *Best Practice & Research Clinical Rheumatology*, 24(1), 71–79.
https://doi.org/10.1016/j.berh.2009.08.006

Evans, C. H., Ghivizzani, S. C., & Robbins, P. D. (2011). Gene transfer to human joints: Progress toward a gene therapy of arthritis. *Proceedings of the National Academy of Sciences*, 108(48), 19072–19077.
https://doi.org/10.1073/pnas.1108293108

Hunter, D. J., & Bierma-Zeinstra, S. (2019). Osteoarthritis. *The Lancet*, 393(10182), 1745–1759.
https://doi.org/10.1016/S0140-6736(19)30417-9

Kim, Y. S., Smoak, M. M., Melchiorri, A. J., & Mikos, A. G. (2020). Gene delivery for osteoarthritis therapy. *Journal of Controlled Release*, 317, 285–300.
https://doi.org/10.1016/j.jconrel.2019.11.010

Li, Y., Wang, Y., Chubinskaya, S., et al. (2016). Genetic susceptibility to osteoarthritis: Functional polymorphisms in key candidate genes. *Arthritis Research & Therapy*, 18(1), 1–13.
https://doi.org/10.1186/s13075-016-1131-1

Mendelsohn, A. R., & Larrick, J. W. (2017). CRISPR-Cas9 genome editing for therapeutic applications: Progress and challenges. *Current Molecular Medicine*, 17(2), 98–114. https://doi.org/10.2174/1566524017666170123105211

Reardon, S. (2016). First CRISPR clinical trial gets green light from US panel. *Nature*, 531(7593), 560–560. https://doi.org/10.1038/nature.2016.20137

Zeggini, E., Panoutsopoulou, K., Southam, L., et al. (2012). Identification of new susceptibility loci for osteoarthritis (arcOGEN): A genome-wide association study. *The Lancet*, 380(9844), 815–823. https://doi.org/10.1016/S0140-6736(12)60681-3

Zhou, Y., Li, Y., Wang, K., et al. (2019). The roles of genetic and epigenetic factors in the pathogenesis of osteoarthritis. *Journal of Bone and Mineral Metabolism*, 37(1), 1–11. https://doi.org/10.1007/s00774-018-0948-3

12. Die Notwendigkeit operativer Eingriffe

12.1 Der aktuelle Stellenwert operativer Verfahren in der Arthrosetherapie

Operative Eingriffe, insbesondere endoprothetische Versorgungen wie der Einsatz von Knie- oder Hüftgelenksendoprothesen, gelten seit Jahrzehnten als bewährte Standardtherapie bei fortgeschrittener Arthrose. Diese Eingriffe sind vor allem dann indiziert, wenn konservative Maßnahmen erschöpft sind und die Lebensqualität der Patienten durch anhaltende Schmerzen und erhebliche funktionelle Einschränkungen massiv beeinträchtigt wird.

Die Zahl der weltweit durchgeführten Gelenkersatzoperationen ist in den letzten Jahren kontinuierlich gestiegen. In Deutschland werden beispielsweise jährlich mehr als 450.000 endoprothetische Eingriffe an Knie- und Hüftgelenken durchgeführt.

Diese Zahlen zeigen, dass operative Verfahren nach wie vor einen zentralen Stellenwert in der Arthrosebehandlung einnehmen. Allerdings sind auch die Grenzen dieser Eingriffe zu beachten:

- Die Haltbarkeit von Endoprothesen ist begrenzt, was insbesondere bei jüngeren Patienten zu Revisionsoperationen führt.

- Operative Eingriffe sind mit nicht unerheblichen Risiken verbunden, darunter Infektionen,

Thrombosen, Lockerung der Prothesen und Komplikationen im Heilungsverlauf.

- Der funktionelle Erfolg hängt maßgeblich von der individuellen körperlichen Konstitution, der Nachsorge und der aktiven Mitarbeit des Patienten ab.

12.2 Der Stand der Forschung: Können neue Therapien operative Eingriffe ersetzen?

Die Entwicklung moderner konservativer und regenerativer Behandlungsverfahren hat in den letzten Jahren erhebliche Fortschritte gemacht.

Biologische und regenerative Therapien

- Die Anwendung mesenchymaler Stammzellen, Exosomen und Wachstumsfaktoren eröffnet neue Perspektiven, um geschädigten Gelenkknorpel zu regenerieren und die Progression der Arthrose aufzuhalten.

- Erste klinische Studien zeigen, dass insbesondere bei Patienten im Früh- und mittleren Stadium der Arthrose durch den Einsatz dieser innovativen Therapien die Notwendigkeit einer operativen Intervention hinausgezögert oder sogar vermieden werden kann.

- Allerdings sind die Langzeiteffekte dieser Therapien noch nicht abschließend bewertet, und bei fortgeschrittenen strukturellen Gelenkschäden stoßen auch regenerative Maßnahmen an ihre Grenzen.

High-Tech-Physiotherapie und robotergestützte Rehabilitationsverfahren

- Fortschritte in der medizinischen Trainingstherapie, unterstützt durch robotische Exoskelette und computergestützte Bewegungsanalyse, ermöglichen es, die Gelenkfunktion gezielt zu verbessern und muskuläre Dysbalancen auszugleichen.

- Diese Maßnahmen tragen dazu bei, die biomechanische Belastung der betroffenen Gelenke zu reduzieren und die Symptome nachhaltig zu lindern.

Innovative medikamentöse Therapieansätze

- Die Entwicklung hochspezifischer monoklonaler Antikörper, Epigenetik-basierter Medikamente und Genmodulationen zeigt, dass entzündliche Prozesse und katabole Stoffwechselwege im Gelenkgewebe gezielt beeinflusst werden können.

- Diese Behandlungsansätze befinden sich jedoch größtenteils noch in klinischen Studien oder in der präklinischen Erprobung.

12.3 Realistische Perspektiven: Werden Operationen in Zukunft überflüssig sein?

Die Vorstellung, dass Operationen zur Behandlung der Arthrose in naher Zukunft vollständig überflüssig werden, ist aus heutiger Sicht wissenschaftlich nicht realistisch.

Zwar ist der therapeutische Fortschritt beachtlich, und bei frühzeitiger Diagnosestellung und konsequenter Anwendung innovativer Therapieverfahren kann die Notwendigkeit eines operativen Eingriffs deutlich hinausgezögert werden.

Dennoch bleiben operative Verfahren insbesondere in den folgenden Situationen unverzichtbar:

- Bei fortgeschrittenen arthrotischen Gelenkveränderungen mit vollständigem Verlust der Knorpelstruktur und schwerwiegenden Deformitäten.

- Bei Patienten, bei denen konservative und regenerative Behandlungsansätze trotz adäquater Durchführung keine ausreichende Schmerzlinderung und Funktionsverbesserung erreichen.

- Im höheren Lebensalter, wenn die Regenerationsfähigkeit des Körpers naturgemäß stark eingeschränkt ist und ein schneller funktioneller Gewinn im Vordergrund steht.

Langfristig könnte der Stellenwert operativer Eingriffe jedoch erheblich zurückgehen, wenn die Erforschung und klinische Umsetzung biologischer, molekularer und technischer Therapieverfahren weiterhin in dem aktuellen Tempo voranschreitet.

12.4 Fazit: Zwischen Hoffnung und realistischer Einschätzung

Die moderne Arthrosetherapie hat sich in den letzten Jahren von einer rein symptomatischen Behandlung hin zu einem ganzheitlichen, multimodalen Ansatz entwickelt, der biologische, molekulare, psychologische und technologische Verfahren integriert.

Während dieser Fortschritt berechtigte Hoffnung auf eine Reduzierung operativer Eingriffe macht, bleibt die komplette Substitution chirurgischer Maßnahmen aktuell und auch mittelfristig unrealistisch.

Der Schlüssel liegt in einer frühzeitigen Diagnosestellung, einer konsequenten Umsetzung präventiver Maßnahmen und der optimalen Nutzung der verfügbaren innovativen Therapien.

Operationen werden künftig seltener erforderlich sein – vollständig überflüssig werden sie aber voraussichtlich auch in den kommenden Jahrzehnten nicht.

13. Internationale Forschungsperspektiven und zukünftige Entwicklungen

13.1 Aktuelle globale Forschungsinitiativen zur Arthrosebehandlung

Die internationale Forschung im Bereich der Arthrosebehandlung ist geprägt von einer engen interdisziplinären Zusammenarbeit zwischen Medizin, Biotechnologie, Pharmazie und Materialwissenschaften. Zahlreiche große Forschungsverbünde und internationale Initiativen widmen sich der Entwicklung innovativer Diagnose- und Therapieansätze.

Besonders hervorzuheben sind:

- Das Osteoarthritis Research Society International (OARSI), das sich der Förderung evidenzbasierter Forschung und klinischer Praxis widmet.

- Das NIH-Initiative „Accelerating Medicines Partnership for Osteoarthritis (AMP OA)", das gezielt die Entwicklung krankheitsmodifizierender Therapien vorantreibt.

- Das europäische Forschungsprogramm Horizon Europe, das insbesondere regenerative Therapien und personalisierte Behandlungsstrategien fördert.

Der Fokus dieser Initiativen liegt auf der frühzeitigen Diagnostik von Arthrose, der Entwicklung krankheitsmodifizierender Medikamente, der Erforschung regenerativer Verfahren und der Integration neuer Technologien wie Künstlicher Intelligenz zur Therapieplanung.

13.2 Technologische Innovationen und ihre Relevanz für die Arthrosebehandlung

13.2.1 Künstliche Intelligenz in der Diagnostik und Therapieplanung

Künstliche Intelligenz (KI) hält zunehmend Einzug in die medizinische Diagnostik und individualisierte Therapieplanung. Mithilfe von Deep-Learning-Algorithmen werden radiologische Bilddaten, genetische Informationen und klinische Verlaufsdaten analysiert, um:

- Frühstadien der Arthrose präziser zu erkennen, bevor klinische Symptome manifest werden.
- Den Verlauf der Erkrankung auf individueller Basis zu prognostizieren.
- Optimierte Therapiepläne basierend auf patientenspezifischen Risikofaktoren und Behandlungsreaktionen zu entwickeln.

KI-gestützte Systeme bieten auch in der Entwicklung neuer Medikamente und biologischer Therapien großes Potenzial, indem sie komplexe molekulare Zusammenhänge schneller erkennen und geeignete Therapieansätze modellieren.

13.2.2 Fortschritte in der Biomaterialforschung für Knorpelersatz

Die Forschung an bioaktiven und biokompatiblen Materialien hat in den letzten Jahren erhebliche Fortschritte erzielt.

Innovative Biomaterialien ermöglichen die Entwicklung von:

- Hydrogel-basierten Knorpelimplantaten, die wachstumsfördernde Faktoren freisetzen und die Knorpelregeneration unterstützen.

- 3D-gedruckten Knorpelstrukturen, die patientenspezifisch angepasst und implantiert werden können.

- Nanomaterialien, die als Trägersysteme für Medikamente oder Wachstumsfaktoren dienen und gezielt in die geschädigten Gelenkbereiche eingebracht werden.

Diese Entwicklungen bieten vielversprechende Perspektiven, um den natürlichen Knorpel langfristig zu ersetzen oder dessen Regeneration entscheidend zu fördern.

13.3 Internationale klinische Studien und ihre Ergebnisse

13.3.1 Vergleich internationaler Studienergebnisse zu innovativen Therapien

Ein Vergleich aktueller internationaler klinischer Studien verdeutlicht, dass die Wirksamkeit innovativer Therapieverfahren stark von den individuellen Patientenvoraussetzungen, dem Krankheitsstadium und der konsequenten Anwendung der Therapiestandards abhängt.

Während in den USA und China intensive Forschung an genetischen und zellbasierten Verfahren betrieben wird, fokussiert sich die europäische Forschung stärker auf multimodale

Behandlungsansätze und die Integration regenerativer Therapien in bestehende Versorgungskonzepte.

Bisherige Studien zeigen:

- Stammzelltherapien erzielen bei Patienten im Früh- bis Mittelstadium eine signifikante Schmerzlinderung und Funktionsverbesserung, sind jedoch bei fortgeschrittenen Gelenkdestruktionen weniger wirksam.

- Exosomen-Therapien zeigen vielversprechende entzündungshemmende und regenerative Effekte, befinden sich jedoch überwiegend noch im experimentellen Stadium.

- PRP-Injektionen werden weltweit breit eingesetzt und haben ihre Wirksamkeit zur kurzfristigen Symptomlinderung nachgewiesen, sind aber für eine nachhaltige Krankheitsmodifikation begrenzt geeignet.

13.3.2 Entwicklung internationaler Leitlinien und Therapieempfehlungen

Die internationale Standardisierung von Behandlungsleitlinien trägt entscheidend dazu bei, die Qualität der Arthrosetherapie weltweit zu verbessern.

Die OARSI-Leitlinien sowie die Empfehlungen der American College of Rheumatology (ACR) und der European League Against Rheumatism (EULAR) setzen zunehmend auf einen evidenzbasierten, interdisziplinären Therapieansatz.

Zukünftige Leitlinien werden voraussichtlich verstärkt:

- Die Bedeutung personalisierter und genetischer Therapieansätze berücksichtigen.
- Regenerative und biologische Verfahren stärker in standardisierte Behandlungspläne integrieren.
- Die Wirksamkeit von nichtmedikamentösen Maßnahmen wie Ernährungstherapie, Bewegung und psychologischer Unterstützung höher gewichten.

13.4 Fazit: Internationale Perspektiven für eine verbesserte Arthrosetherapie

Die weltweite Forschungslandschaft zeigt deutlich, dass die Arthrosetherapie vor einem fundamentalen Wandel steht.

Während operative Eingriffe nach wie vor einen wichtigen Stellenwert bei fortgeschrittener Erkrankung einnehmen, rücken zunehmend ganzheitliche, patientenindividuelle und krankheitsmodifizierende Therapieansätze in den Vordergrund.

Zukunftsweisend sind insbesondere die Fortschritte im Bereich der regenerativen Medizin, der Einsatz künstlicher Intelligenz zur Therapieoptimierung und die Entwicklung personalisierter Behandlungsstrategien auf genetischer und molekularer Ebene.

Die internationale Vernetzung von Forschung, klinischer Praxis und Gesundheitspolitik wird eine zentrale Rolle spielen, um diese innovativen Therapieansätze in der Versorgung breiter Patientengruppen zu etablieren und die Lebensqualität von Arthrosepatienten weltweit nachhaltig zu verbessern.

13.5 Literaturverzeichnis (Kapitel 13)

- Aletaha, D., Neogi, T., Silman, A. J., et al. (2010). 2010 Rheumatoid arthritis classification criteria: An American College of Rheumatology/European League Against Rheumatism collaborative initiative. *Annals of the Rheumatic Diseases*, 69(9), 1580–1588. https://doi.org/10.1136/ard.2010.138461

- Evans, C. H., & Ghivizzani, S. C. (2016). Gene therapy for osteoarthritis: What next? *Arthritis & Rheumatology*, 68(1), 1–3. https://doi.org/10.1002/art.39456

- Hunter, D. J., & Bierma-Zeinstra, S. (2019). Osteoarthritis. *The Lancet*, 393(10182), 1745–1759. https://doi.org/10.1016/S0140-6736(19)30417-9

- Kim, Y. S., Smoak, M. M., Melchiorri, A. J., & Mikos, A. G. (2020). Gene delivery for osteoarthritis therapy. *Journal of Controlled Release*, 317, 285–300. https://doi.org/10.1016/j.jconrel.2019.11.010

- OARSI (2020). Osteoarthritis: Current research and treatment recommendations. *Osteoarthritis Research Society International Guidelines*. Retrieved from https://oarsi.org

- Reardon, S. (2016). First CRISPR clinical trial gets green light from US panel. *Nature*, 531(7593), 560–560. https://doi.org/10.1038/nature.2016.20137
- Zeggini, E., Panoutsopoulou, K., Southam, L., et al. (2012). Identification of new susceptibility loci for osteoarthritis (arcOGEN): A genome-wide association study. *The Lancet*, 380(9844), 815–823. https://doi.org/10.1016/S0140-6736(12)60681-3
- Zhang, W., Moskowitz, R. W., Nuki, G., et al. (2010). OARSI recommendations for the management of hip and knee osteoarthritis: Part III. *Osteoarthritis and Cartilage*, 18(4), 476–499. https://doi.org/10.1016/j.joca.2010.01.013

14. Schlussbemerkung und Fazit

Die Arthrose, eine der weltweit am häufigsten auftretenden chronisch-degenerativen Gelenkerkrankungen, stellt die moderne Medizin auch heute noch vor große Herausforderungen. Trotz jahrzehntelanger intensiver Forschung und zahlreicher therapeutischer Innovationen bleibt die vollständige Heilung dieser Erkrankung bisher unerreicht.

Dennoch ist es unbestreitbar, dass die Fortschritte in den letzten Jahren erhebliche Verbesserungen in der Diagnostik, der Prävention, der symptomatischen Behandlung und insbesondere in der Entwicklung regenerativer und molekularer Therapiekonzepte gebracht haben.

Die systematische Weiterentwicklung biologischer Verfahren wie der Stammzelltherapie, der Einsatz hochspezifischer monoklonaler Antikörper, die Anwendung innovativer physikalischer Therapieformen sowie die Integration genetischer und epigenetischer Erkenntnisse eröffnen völlig neue Horizonte in der Behandlung der Arthrose.

Ebenso trägt der zunehmende interdisziplinäre Austausch zwischen Orthopädie, Schmerztherapie, molekularer Medizin, Ernährungswissenschaften und Psychologie zu einem umfassenderen Verständnis der komplexen Pathophysiologie dieser Erkrankung bei.

Während in der Vergangenheit die Behandlung der Arthrose nahezu ausschließlich auf die Linderung von Schmerzen und die Erhaltung einer minimalen Gelenkfunktion ausgerichtet war, steht heute die ganzheitliche Verbesserung der

Lebensqualität, die Prävention des Krankheitsfortschritts und in immer mehr Fällen sogar die teilweise Regeneration von geschädigtem Gelenkgewebe im Fokus.

Die Erkenntnis, dass psychosoziale Faktoren, individuelle genetische Dispositionen, Lebensstil und Ernährung einen maßgeblichen Einfluss auf den Krankheitsverlauf nehmen, hat den therapeutischen Ansatz von einer rein symptomatischen Therapie zu einem umfassenden biopsychosozialen Behandlungskonzept erweitert.

Der Mensch wird in seiner Gesamtheit betrachtet – nicht nur als Träger einer Gelenkerkrankung, sondern als komplexes Wesen mit physischen, psychischen und sozialen Bedürfnissen.

Die künftigen Jahre werden zeigen, inwieweit die aktuell in der klinischen und präklinischen Forschung befindlichen innovativen Therapieansätze das Potenzial haben, den operativen Ersatz von Gelenken weiter in den Hintergrund zu drängen oder sogar überflüssig zu machen.

Fest steht bereits heute: Je früher die Arthrose erkannt und behandelt wird und je konsequenter moderne, evidenzbasierte Behandlungsmethoden angewendet werden, desto höher ist die Chance, operative Eingriffe langfristig zu vermeiden und eine stabile Lebensqualität zu erhalten.

Die Behandlung der Arthrose steht an einem Wendepunkt. Während noch vor wenigen Jahrzehnten nur die Schmerzlinderung und der Gelenkersatz als Behandlungsoptionen galten, steht heute eine beeindruckende Palette an therapeutischen Möglichkeiten zur Verfügung, die das Potenzial haben, den Krankheitsverlauf grundlegend zu beeinflussen.

Diese Entwicklung ist jedoch kein Freifahrtschein für ein passives Krankheitsmanagement. Vielmehr erfordert die erfolgreiche Anwendung moderner Therapien ein hohes Maß an Eigenverantwortung, eine enge interdisziplinäre Zusammenarbeit und die Bereitschaft, neue wissenschaftliche Erkenntnisse kritisch zu prüfen und sinnvoll zu integrieren.

Operationen werden in vielen Fällen weiterhin erforderlich sein, insbesondere bei fortgeschrittener Erkrankung. Doch der Anteil der Patienten, bei denen durch innovative Behandlungsstrategien eine Operation vermieden oder signifikant hinausgezögert werden kann, wird stetig wachsen.

Das große Ziel bleibt: Eine effektive, möglichst nebenwirkungsarme und auf die individuellen Bedürfnisse des Patienten zugeschnittene Therapie zu etablieren, die die Lebensqualität verbessert, die Krankheitsprogression verlangsamt und letztlich den Erhalt der natürlichen Gelenkfunktion so lange wie möglich ermöglicht.

Die Zukunft der Arthrosetherapie ist vielversprechend – sie verlangt aber auch einen verantwortungsvollen Umgang mit den neuen Möglichkeiten und eine kontinuierliche wissenschaftliche Weiterentwicklung. Nur so wird es gelingen, das volle Potenzial der modernen Medizin im Dienste der Betroffenen zu entfalten.

15 Tabelle 1: Vergleich konventioneller und innovativer Arthrosebehandlungen

Kriterium	Konventionelle Therapie	Innovative Therapie
Zielsetzung	Symptomlinderung	Krankheitsmodifikation
Therapieformen	Schmerzmittel, Physiotherapie, Operationen	Stammzelltherapie, Exosomen, Genmodulation
Wirkeintritt	Kurzfristig	Mittel- bis langfristig
Nebenwirkungen	Häufig (z.B. Magen-Darm, Herz-Kreislauf)	Gering, oft experimentell
Heilungschancen	Keine Heilung, symptomatisch	Teilweise Regeneration möglich
Kosten	Überwiegend erstattungsfähig	Hoch, oft privat zu tragen
Langzeiterfolg	Häufig begrenzt	Potenziell stabilisierend
Anwendungsgebiet	Fortgeschrittene Stadien	Früh- bis Mittelstadium

16 Tabelle 2: Wichtigste Mikronährstoffe in der Arthrosetherapie

Mikronährstoff	Funktion im Organismus	Wirkung auf Arthrose	Empfohlene Zufuhr
Vitamin D	Knochenstoffwechsel, Immunmodulation	Entzündungshemmend, Knochenstärkend	800–2000 I.E./Tag
Vitamin C	Kollagensynthese, Antioxidans	Schutz des Knorpels vor oxidativem Stress	100–200 mg/Tag
Omega-3-Fettsäuren	Entzündungshemmung	Reduktion von Entzündungsmediatoren	1,5–3 g/Tag (EPA/DHA)
Zink	Enzymfunktion, Immunmodulation	Förderung der Knorpelregeneration	10–15 mg/Tag
Selen	Antioxidativer Zellschutz	Reduktion oxidativen Stresses	55–70 µg/Tag
Mangan	Knorpelaufbau, Enzymaktivität	Stabilisierung der Knorpelmatrix	2–5 mg/Tag

17 Tabelle 3: Überblick regenerativer Therapien

Therapieform	Status	Anwendungsgebiet	Hauptvorteile	Limitationen
Stammzelltherapie	Klinisch angewendet, teils experimentell	Früh- bis Mittelstadium der Arthrose	Regeneration von Knorpelgewebe, Entzündungshemmung	Hohe Kosten, begrenzte Langzeitdaten
Exosomen	Experimentell	Frühstadien, begleitend	Zellfreie Therapie, geringe Immunreaktionen	Fehlende Langzeitstudien
PRP (Platelet-Rich Plasma)	Klinisch etabliert	Früh- bis Mittelstadium	Wachstumsfaktorfreisetzung, entzündungshemmend	Wirkung oft temporär
Genmodulation (CRISPR/Cas9)	Präklinische Studien	Zukunftsperspektive	Potenziell ursächliche Behandlung	Ethische und sicherheitstechnische Fragen

18 Tabelle 4: Einfluss psychosozialer Faktoren auf den Krankheitsverlauf

Faktor	Einfluss auf Arthrose	Therapeutischer Ansatz
Stress	Erhöht Schmerzwahrnehmung, verstärkt Entzündung	Stressmanagement, Entspannungstechniken
Depression	Negativer Einfluss auf Motivation, Schmerzverstärkung	Kognitive Verhaltenstherapie, ACT
Angst	Fördert Bewegungsvermeidung, Chronifizierung	Angstabbau durch Edukation, Exposition
Soziale Isolation	Reduziert Aktivität, verschlechtert Lebensqualität	Soziale Integration, Gruppentherapie

19 Tabelle 5: Vergleich physikalischer Therapieformen

Therapieform	Wirkung	Anwendungsgebiet	Evidenzlage
Wärmetherapie	Muskelentspannung, Schmerzlinderung	Chronische Arthroseschmerzen	Gut belegt
Kältetherapie	Entzündungshemmend, schmerzlindernd	Akute Schübe, Gelenkergüsse	Gut belegt
TENS	Schmerzmodulation	Chronischer Schmerz	Moderat belegt
Magnetfeldtherapie	Durchblutungsfördernd, schmerzlindernd	Frühstadien, Ergänzungstherapie	Uneinheitliche Ergebnisse
Stoßwellentherapie	Geweberegeneration, Schmerzlinderung	Früh- bis Mittelstadium	Positive Kurzzeiteffekte

20 Tabelle 6: Überblick medikamentöser Therapieoptionen bei Arthrose

Medikamentengruppe	Wirkstoffbeispiele	Wirkmechanismus	Vorteile	Nachteile/Nebenwirkungen
Nichtsteroidale Antirheumatika (NSAR)	Ibuprofen, Diclofenac, Naproxen	Hemmung der COX-Enzyme, entzündungshemmend	Rasche Schmerzlinderung	Magen-Darm-Blutungen, Nierenfunktionsstörungen
COX-2-Hemmer	Celecoxib, Etoricoxib	Selektive COX-2-Hemmung	Geringeres Risiko für Magenprobleme	Erhöhtes kardiovaskuläres Risiko
Kortikosteroide (intraartikulär)	Triamcinolon, Methylprednisolon	Starke Entzündungshemmung	Effektiv bei akuten Schüben	Nur kurzfristig wirksam, Knorpelschädigung bei Daueranwendung
Opioide	Tramadol, Tilidin	Zentrale Schmerzhemmung	Bei starken Schmerzen kurzfristig einsetzbar	Abhängigkeitsgefahr, Sedierung
Symptommodifizierende Medikamente (SYSADOAs)	Glucosamin, Chondroitin	Knorpelstoffwechsel unterstützend	Gut verträglich, Langzeiteffekt	Wirkung wissenschaftlich umstritten

Medikamentengruppe	Wirkstoffbeispiele	Wirkmechanismus	Vorteile	Nachteile/Nebenwirkungen
Biologika	Adalimumab, Etanercept	Hemmung proinflammatorischer Zytokine	Reduktion systemischer Entzündungsprozesse	Hohe Kosten, Infektionsrisiko

21 Tabelle 7: Aktuelle klinische Studien zu innovativen Arthrosetherapien (Auswahl)

Studienname	Therapieansatz	Phase	Zielpopulation	Hauptzielsetzung
STAR-KNEE	Mesenchymale Stammzellen	Phase III	Kniearthrose, Grad II-III	Knorpelregeneration, Schmerzlinderung
GE-NOA	CRISPR/Cas9 basierte Genmodifikation	Präklinisch	Frühstadium Arthrose	Hemmung von MMP-13, Förderung von Knorpelwachstum
RE-PAIR	Exosomen-Therapie	Phase II	Knie- und Hüftarthrose	Entzündungshemmung, Funktionsverbesserung
PRIMA	PRP (Platelet-Rich Plasma)	Phase III	Frühstadium Arthrose	Verzögerung des Krankheitsverlaufs
BIO-KART	Kombination von Stammzellen und Wachstumsfaktoren	Phase I/II	Knorpelschäden nach Traumen	Verbesserung der Gelenkfunktion, Regeneration von hyalinem Knorpel

22 Tabelle 8: Prognosefaktoren für den Therapieerfolg bei Arthrose

Faktor	Einfluss auf den Therapieerfolg	Maßnahme zur Optimierung
Krankheitsstadium	Frühstadium günstig, Spätstadium erschwert Therapieerfolg	Frühzeitige Diagnostik und Intervention
Körpergewicht	Hohe Belastung bei Übergewicht	Gewichtsreduktion, Ernährungsumstellung
Muskelfunktion	Gut trainierte Muskulatur verbessert Gelenkstabilität	Physiotherapie, gezieltes Muskeltraining
Psychosoziale Faktoren	Depression und Angst verschlechtern Schmerztoleranz	Psychotherapeutische Begleitung
Therapietreue	Hohe Compliance verbessert Therapieerfolg	Edukative Maßnahmen, Selbstmanagement

22 Tabelle 9: Zusammenfassung der häufigsten Biomarker in der Arthrosetherapie

Biomarker	Bedeutung	Klinische Anwendung
CRP (C-reaktives Protein)	Entzündungsmarker	Einschätzung systemischer Entzündung
CTX-II	Knorpelabbauprodukt	Früherkennung von Knorpelabbau
COMP (Cartilage Oligomeric Matrix Protein)	Knorpelstoffwechsel	Verlaufskontrolle, Prognoseabschätzung
IL-6	Proinflammatorisches Zytokin	Entzündungsaktivität im Gelenk
MMP-13	Matrix-Metalloproteinase, Knorpelabbau	Potenzielles Therapieziel, Progressionsmarker

23 Tabelle 10: Präventive Maßnahmen zur Vermeidung und Verzögerung von Arthrose

Maßnahme	Wirkung	Umsetzungsempfehlung
Körpergewicht normalisieren	Reduziert Gelenkbelastung und Entzündungsaktivität	Ausgewogene Ernährung, regelmäßige Bewegung
Gelenkschonender Sport	Verbesserung der Gelenkstabilität, Erhalt der Beweglichkeit	Schwimmen, Radfahren, Nordic Walking
Vermeidung von Überlastung	Reduziert mechanische Mikrotraumen im Knorpel	Ergonomisches Arbeiten, Vermeidung von Extremsportarten
Gesunde Ernährung	Entzündungshemmend, Knorpel unterstützend	Mediterrane Ernährung, Omega-3-reiche Kost, Antioxidantien
Korrektur muskulärer Dysbalancen	Reduziert Fehlbelastungen der Gelenke	Gezieltes Muskeltraining unter physiotherapeutischer Anleitung
Vermeidung von Risikofaktoren	Reduziert systemische Entzündungen	Rauchstopp, Stressmanagement, moderater Alkoholkonsum

24 Tabelle 11: Therapieempfehlungen nach Krankheitsstadium der Arthrose

Krankheitsstadium	Bevorzugte Therapieoptionen	Ergänzende Maßnahmen
Frühstadium (Grad I-II)	Lebensstilmodifikation, physikalische Therapie, Mikronährstoffsupplementierung	PRP-Injektionen, initiale medikamentöse Therapie bei Bedarf
Mittleres Stadium (Grad II-III)	Multimodale Therapie, medikamentöse Schmerztherapie, regenerative Verfahren (Stammzellen, Exosomen)	Physiotherapie, Psychotherapie bei Schmerzchronifizierung
Spätstadium (Grad III-IV)	Operative Maßnahmen (Endoprothetik), Schmerztherapie	Postoperative Rehabilitation, Hilfsmittelversorgung

25 Tabelle 12: Übersicht innovativer Therapieverfahren, Erfolgsraten und Evidenzgrade

Therapieform	Erfolgsrate (klinische Studien)	Evidenzgrad (nach OCEBM*)	Haupteinsatzgebiet	Bemerkungen
Stammzelltherapie (MSC)	60–80 % subjektive Besserung	Grad II-III	Früh- bis Mittelstadium der Arthrose	Gute Schmerzlinderung, begrenzte Langzeitdaten
Exosomen-Therapie	50–70 % Verbesserung	Grad III (experimentell)	Frühstadium, regenerative Unterstützung	Aktuell vorwiegend in Studien, Langzeitwirkung unklar
PRP (Platelet-Rich Plasma)	50–75 % symptomatische Besserung	Grad II	Früh- bis Mittelstadium der Arthrose	Kurzfristige Wirkung gut belegt, Wirkung flacht nach 6–12 Monaten ab
CRISPR/Cas9-Genmodifikation	Präklinisch, Erfolge im Tierversuch	Grad V	Zukunftsperspektive	Noch keine klinische Zulassung, ethische Diskussionen
Low-Level-Lasertherapie (LLLT)	40–60 % Schmerzreduktion	Grad II-III	Chronische Schmerzzustände	Gute Ergebnisse bei

Therapieform	Erfolgsrate (klinische Studien)	Evidenzgrad (nach OCEBM*)	Haupteinsatzgebiet	Bemerkungen
Magnetfeldtherapie (PEMF)	30–50 % subjektive Besserung	Grad III	Ergänzende Maßnahme	regelmäßiger Anwendung Uneinheitliche Studienlage, individuell unterschiedlich wirksam
Stoßwellentherapie (ESWT)	60–70 % kurzfristige Schmerzlinderung	Grad II	Früh- bis Mittelstadium	Gute kurzfristige Erfolge, Langzeitwirkung begrenzt

* OCEBM: Oxford Centre for Evidence-Based Medicine – Evidenzgrad I: Hochwertige randomisierte Studien; Grad II: Gut konzipierte Kohorten- oder Fall-Kontroll-Studien; Grad III: Beobachtungsstudien, Grad IV: Expertenmeinungen, Grad V: Theoretische Grundlagen ohne klinische Daten.

26 Gesamtliteraturverzeichnis

1. Allgemeine Grundlagen der Arthrose

- Arden, N., & Nevitt, M. C. (2006). Osteoarthritis: Epidemiology. *Best Practice & Research Clinical Rheumatology*, 20(1), 3–25. https://doi.org/10.1016/j.berh.2005.09.007

- Felson, D. T. (2010). Osteoarthritis as a disease of mechanics. *Osteoarthritis and Cartilage*, 18(3), 305–310. https://doi.org/10.1016/j.joca.2009.12.008

- Hunter, D. J., & Bierma-Zeinstra, S. (2019). Osteoarthritis. *The Lancet*, 393(10182), 1745–1759. https://doi.org/10.1016/S0140-6736(19)30417-9

2. Klassische medikamentöse Therapie

- Bannuru, R. R., Osani, M. C., Vaysbrot, E. E., et al. (2019). OARSI guidelines for the non-surgical management of knee, hip, and polyarticular osteoarthritis. *Osteoarthritis and Cartilage*, 27(11), 1578–1589. https://doi.org/10.1016/j.joca.2019.06.011

- Shapiro, B. H., & Principe, M. F. (2015). The role of dietary supplements in osteoarthritis: Current evidence and recommendations. *Journal of Clinical Rheumatology*, 21(8), 451–457. https://doi.org/10.1097/RHU.0000000000000304

3. Physikalische und apparative Therapie

- Brosseau, L., Wells, G. A., Brosseau, M., et al. (2012). Low level laser therapy (Classes I, II and III) for treating osteoarthritis. *Cochrane Database of Systematic Reviews*, (12), CD010035. https://doi.org/10.1002/14651858.CD010035

- Zeng, C., Li, H., Yang, T., et al. (2015). Effectiveness of extracorporeal shockwave therapy for knee osteoarthritis: A systematic review and meta-analysis. *Journal of Orthopaedic Research*, 33(5), 659–666. https://doi.org/10.1002/jor.22816

4. Ernährungs- und Mikronährstofftherapie

- Baker, K. R., Matthan, N. R., Lichtenstein, A. H., et al. (2011). Association of plasma phospholipid n-3 and n-6 fatty acids with physical function in mobility-limited older adults. *European Journal of Clinical Nutrition*, 65(3), 282–289. https://doi.org/10.1038/ejcn.2010.261

- Henrotin, Y., Lambert, C., Couchourel, D., Ripoll, C., & Chiotelli, E. (2011). Nutraceuticals: Do they represent a new era in the management of osteoarthritis? *Osteoarthritis and Cartilage*, 19(1), 1–21. https://doi.org/10.1016/j.joca.2010.10.017

5. Regenerative und biologische Therapieansätze

- Barry, F., & Murphy, M. (2013). Mesenchymal stem cells in joint disease and repair. *Nature Reviews Rheumatology*, 9(10), 584–594. https://doi.org/10.1038/nrrheum.2013.109

- Evans, C. H., Ghivizzani, S. C., & Robbins, P. D. (2011). Gene transfer to human joints: Progress toward a gene therapy of arthritis. *PNAS*, 108(48), 19072–19077. https://doi.org/10.1073/pnas.1108293108

- Mendelsohn, A. R., & Larrick, J. W. (2017). CRISPR-Cas9 genome editing for therapeutic applications: Progress and challenges. *Current Molecular Medicine*, 17(2), 98–114. https://doi.org/10.2174/1566524017666170123105211

6. Psychologische und verhaltensorientierte Therapien

- Kabat-Zinn, J. (1990). *Full Catastrophe Living: Using the Wisdom of Your Body and Mind to Face Stress, Pain, and Illness*. New York: Delacorte.

- McCracken, L. M., & Vowles, K. E. (2014). Acceptance and commitment therapy and mindfulness for chronic pain: Model, process, and progress. *American Psychologist*, 69(2), 178–187. https://doi.org/10.1037/a0035623

- Turk, D. C., & Okifuji, A. (2010). Psychological factors in chronic pain: Evolution and revolution. *Journal of Consulting and Clinical Psychology*, 70(3), 678–690. https://doi.org/10.1037/0022-006X.70.3.678

7. Interdisziplinäre und multimodale Therapie

- Dagenais, S., Caro, J., & Haldeman, S. (2008). A systematic review of low back pain cost of illness studies. *Spine Journal*, 8(1), 8–20. https://doi.org/10.1016/j.spinee.2007.10.005
- Karjalainen, K., Malmivaara, A., van Tulder, M., et al. (2001). Multidisciplinary biopsychosocial rehabilitation for subacute low back pain in working-age adults. *Cochrane Database of Systematic Reviews*, (2), CD002193. https://doi.org/10.1002/14651858.CD002193

8. Personalisierte Medizin und Genetische Therapie

- Kim, Y. S., Smoak, M. M., Melchiorri, A. J., & Mikos, A. G. (2020). Gene delivery for osteoarthritis therapy. *Journal of Controlled Release*, 317, 285–300. https://doi.org/10.1016/j.jconrel.2019.11.010
- Zeggini, E., Panoutsopoulou, K., Southam, L., et al. (2012). Identification of new susceptibility loci for osteoarthritis: A genome-wide association study. *The*

Lancet, 380(9844), 815–823. https://doi.org/10.1016/S0140-6736(12)60681-3